Confiance en soi pour les femmes

Comment renforcer l'estime de soi, vaincre l'anxiété sociale et se donner les moyens d'agir.
Votre vie pour le succès !
Un guide pour arrêter de douter de soi et Gagnez en confiance.

Jennifer Campbell

Copyright 2021 par Jennifer Campbell
Tous droits réservés.

Le livre suivant est reproduit ci-dessous dans le but de fournir des informations aussi précises et fiables que possible. Néanmoins, l'achat de ce livre peut être considéré comme un consentement au fait que l'éditeur et l'auteur de ce livre ne sont en aucun cas des experts sur les sujets abordés et que toutes les recommandations ou suggestions qui y sont faites ne le sont qu'à des fins de divertissement. Il convient de consulter des professionnels, si nécessaire, avant d'entreprendre l'une des actions préconisées ici.

Cette déclaration est jugée équitable et valide par l'American Bar Association et le Comité de l'Association des éditeurs et est juridiquement contraignante dans tous les États-Unis.

En outre, la transmission, la duplication ou la reproduction de l'une des œuvres suivantes, y compris des informations spécifiques, sera considérée comme un acte illégal, qu'elle soit effectuée sous forme électronique ou imprimée. Cela s'étend à la création d'une copie secondaire ou tertiaire de l'œuvre ou d'une copie enregistrée et n'est autorisé qu'avec le consentement écrit exprès de l'éditeur. Tous droits supplémentaires réservés.

Les informations contenues dans les pages suivantes sont généralement considérées comme un compte rendu véridique et précis des faits et, en tant que telles, toute inattention, utilisation ou mauvaise utilisation des informations en

question par le lecteur rendra toute action résultante uniquement sous sa responsabilité. Il n'existe aucun scénario dans lequel l'éditeur ou l'auteur original de ce travail peut être de quelque manière que ce soit considéré comme responsable de toute difficulté ou de tout dommage qui pourrait leur arriver après avoir entrepris les informations décrites ici.
En outre, les informations contenues dans les pages suivantes ne sont destinées qu'à des fins informatives et doivent donc être considérées comme universelles. Comme il sied à leur nature, elles sont présentées sans garantie quant à leur validité prolongée ou leur qualité intermédiaire. Les marques commerciales mentionnées le sont sans autorisation écrite et ne peuvent en aucun cas être considérées comme une approbation du détenteur de la marque.

Table des matières

INTRODUCTION 8
ESTIME DE SOI ET CONFIANCE EN SOI 11
    Confiance et estime de soi 12
    5 signes pour determiner si vous avez peu de confiance en vous...15
        1. Indecision constante 16
        2. Se concentrer sur la reassurance exterieure 16
        3. Hesitant a s'exprimer 17
        4. Incapacite a accepter la critique 18
        5. Abandonner facilement 18

COMMENT LES CROYANCES LIMITATIVES PEUVENT AFFECTER VOTRE ESTIME DE SOI 20
    Nos influences 21
    Nos experiences 21
    Comment les croyances limitatives vous empechent de vivre votre vie 22
    Identifier les croyances limitantes 24

SURMONTER VOS CROYANCES LIMITANTES 26
    Choisissez le resultat que vous desirez 27
    Remettre en question vos croyances limitatives 28
    Considerez les consequences de vos croyances limitatives 29
    Choisissez une nouvelle croyance qui vous donne du pouvoir 30
    Conditionnez votre nouvelle croyance 32

5 ETAPES POUR ACQUERIR UNE CONFIANCE EN SOI SOLIDE COMME LE ROC 34
    Étape 1 : Sortez de votre zone de confort 34
    Étape 2 : Connaitre sa valeur... 37

ÉTAPE 3 : CRÉEZ VOTRE PROPRE BONHEUR 39
ÉTAPE 4 : SOYEZ PRÊT A ACCEPTER LE CHANGEMENT 41
ÉTAPE 5 : SOYEZ PRÉSENT 42

DES HABITUDES QUOTIDIENNES POUR CONSOLIDER ET AUGMENTER VOTRE ESTIME DE SOI 44

PARDONNEZ-VOUS 45
DÉVELOPPEZ VOS CONNAISSANCES 46
CHANGEZ VOTRE DISCOURS PERSONNEL 46
PRATIQUER LES AFFIRMATIONS 48
ARRÊTER LES COMPARAISONS 48
ÉLIMINER LES JUGEMENTS 49
ABANDONNEZ LA CULPABILITÉ 50
CONCENTREZ-VOUS SUR VOS POINTS FORTS 52
APPRENEZ A DIRE NON 52
ENTOUREZ-VOUS DE POSITIVITÉ 53
AMÉLIOREZ-VOUS 54
INCORPORER L'AUTO-SOIN 54
LAISSEZ TOMBER LE PERFECTIONNISME 55
CÉLÉBREZ LES VICTOIRES QUOTIDIENNES 56
EXERCER UNE FOI PASSIONNÉE 57
FIXEZ DES ATTENTES RÉALISTES 58
ATTENDEZ-VOUS A ÊTRE CONFIANT 58

COMMENT IDENTIFIER ET SURMONTER LES COMPORTEMENTS AUTODESTRUCTEURS ? 60

3 SIGNES D'UN COMPORTEMENT AUTODESTRUCTEUR 61
COMPRENDRE L'ORIGINE DE TOUT CELA 63
9 FAÇONS DE BRISER LE CYCLE DES COMPORTEMENTS AUTODESTRUCTEURS 65

MÉDITATION POUR RENFORCER LA CONFIANCE EN SOI 70

COMMENT SE LANCER DANS LA MÉDITATION 72

1. MEDITATION EN PLEINE CONSCIENCE 72
2. MEDITATION SUR LA RESPIRATION 75
3. VISUALISATION 76
4. ANCRAGE 77

COMMENT UTILISER EFFICACEMENT LES AFFIRMATIONS POUR UNE CONFIANCE SOLIDE 80

COMMENT UTILISER LES AFFIRMATIONS 81
CREEZ VOS PROPRES AFFIRMATIONS 83
EXEMPLES D'AFFIRMATIONS 87

COMMENT FIXER ET ATTEINDRE TOUS VOS OBJECTIFS 89

COMMENT UTILISER L'APPROCHE SMAPL POUR ATTEINDRE DES OBJECTIFS 90
EXEMPLES DE CIBLES INTELLIGENTES 93
AUTRES CONSEILS DE BASE 94
ARRETEZ DE REMETTRE A PLUS TARD VOS OBJECTIFS 96

COMMENT FAIRE FACE A UN ECHEC ET LE SURMONTER 99

RENFORCER VOTRE CONFIANCE EN SOCIETE (VAINCRE L'ANXIETE SOCIALE ET ETRE A L'EPREUVE DES BALLES) 107

QU'EST-CE QUE L'ANXIETE SOCIALE ? 108
D'OU VIENT L'ANXIETE SOCIALE ? 109
COMMENT VAINCRE L'ANXIETE SOCIALE GRACE A LA RESTRUCTURATION COGNITIVE ? 110
COMMENT CREER UNE BONNE PREMIERE IMPRESSION 113
PERSONNE N'EST MEILLEUR QUE VOUS ! 116
RENOUER AVEC SES AMIS POUR RENFORCER SA CONFIANCE EN SOI 117

STIMULEZ VOTRE CONFIANCE EN VOUS GRACE A VOTRE LANGAGE CORPOREL 121

COMMENT OBTENIR UN PHYSIQUE QUI VOUS RENDRA CONFIANT ? 130

CONNAITRE SA MISSION 139

    Charisme 140

    Être dans le flux 141

CONCLUSION 143

Introduction

Tout le monde désire avoir confiance en soi, mais très peu ont réussi à la développer dans toutes les facettes de leur vie. Un manque de confiance en soi peut finalement devenir l'obstacle le plus important à la recherche du bonheur, du succès et de l'épanouissement.

Malheureusement, trop de personnes sont souvent incapables de voir les effets d'un manque de confiance en soi sur leur vie, rejetant plutôt la responsabilité de leurs échecs sur des facteurs extérieurs. Ils reprochent à une scène de rencontre difficile de ne pas trouver le bon partenaire.

Ils cherchent désespérément à trouver un meilleur emploi mais ne savent pas par où commencer tant le marché du travail est compétitif. Ils aimeraient pouvoir réaliser leurs rêves, mais ne peuvent pas se permettre d'échouer. À première vue, ces excuses semblent être des obstacles extérieurs légitimes qui nous empêchent de trouver le vrai bonheur. Cependant, lorsqu'on y regarde de plus près, on s'aperçoit que ces justifications sont toutes liées à un manque de confiance en soi. Les expériences passées ont contribué à développer votre état d'esprit actuel, et le passé nous pèse, sans le savoir, lorsque nous devenons adultes.

En tant qu'adultes, nous gaspillons souvent une tonne d'énergie à essayer de paraître sûrs de nous plutôt que de développer une véritable confiance en nous. L'importance que la société accorde aux apparences extérieures ne fait que renforcer la pression pour montrer une fausse confiance.

La popularité de la télé-réalité et des médias sociaux ne fait qu'intensifier ce phénomène. Il est devenu normal pour notre société de paraître d'une certaine façon aux yeux de tous, plutôt que de se concentrer sur les changements internes qui nous permettront de modifier notre perception de nous-mêmes.

Par exemple, de nombreuses personnes publient des images photoshoppées sur leurs profils de médias sociaux dans l'espoir d'obtenir une tonne de "likes" qui les aideront à améliorer leur estime de soi chancelante. Ainsi, la confiance de façade l'emporte sur la confiance véritable et inébranlable. Ainsi, de nombreuses personnes ont peur d'admettre qu'elles manquent de confiance en elles parce que cela est considéré comme une faiblesse personnelle, tandis que d'autres souhaiteraient avoir plus de confiance, mais ne savent pas par où commencer.

Si vous souffrez d'un manque de confiance en vous, il continuera à vous freiner, même si vous devenez habile à le simuler. La bonne nouvelle, c'est que vous pouvez être l'une des rares personnes à apprendre à construire un niveau de confiance en soi indéniable, persistant et authentique qui ne sera pas affecté par les circonstances extérieures.

Ce guide vous fournira des conseils et des stratégies pour développer votre confiance en vous dans tous les domaines de votre vie. Vous apprendrez également comment développer une forte conscience de soi et un amour inconditionnel de soi pour surmonter les difficultés que vous pourriez rencontrer dans votre vie.

La seule différence entre ceux qui réussissent et ceux qui échouent dans la vie est la volonté de continuer à essayer. Avoir confiance en soi vous donnera la motivation et la capacité de travailler à la réalisation de vos objectifs sans que vos croyances limitatives ne vous en empêchent.

Chapitre 1
Estime de soi et confiance en soi

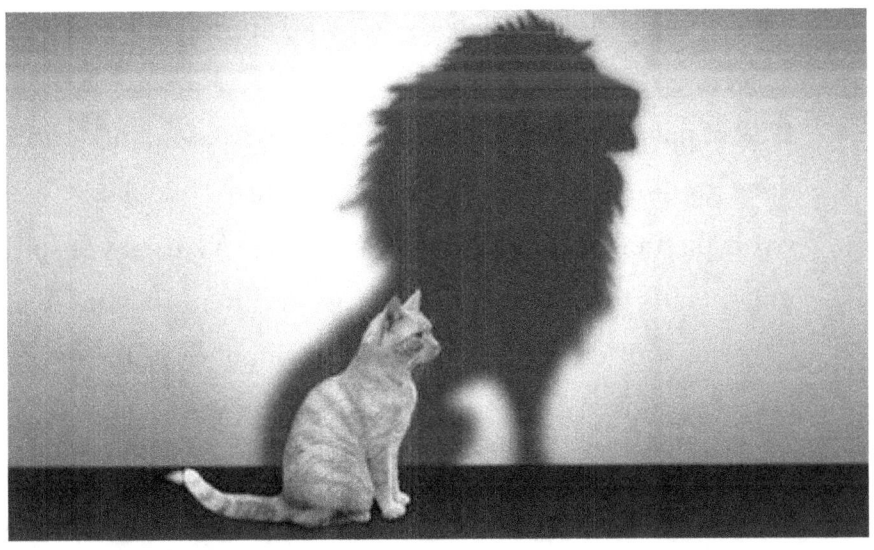

L'estime de soi et la confiance sont souvent utilisées de manière interchangeable pour décrire le niveau d'assurance, d'assurance, de respect de soi et de sécurité d'une personne. Bien que ces deux concepts soient souvent liés, ils ne sont pas identiques.

La principale différence est que l'estime de soi est une constante, tandis que la confiance en soi est quelque chose qui fluctue. Il est essentiel que vous soyez en mesure d'entretenir un fort sentiment de ces deux éléments. Pour ce faire, vous devez d'abord comprendre les origines de ces deux éléments et la manière dont ils peuvent être affectés et modifiés.

Confiance et estime de soi

La confiance en soi est un élément essentiel de votre bien-être général. Avoir confiance en soi vous aidera dans votre carrière, vos relations, votre image de soi, vos interactions et d'autres aspects de votre vie.

Il n'est pas rare qu'une personne soit extrêmement confiante dans un domaine de sa vie, mais peu sûre d'elle dans un autre. Avoir pleinement confiance en soi et être à l'aise avec soi-même dans toutes les situations est vraiment inestimable. Lorsque vous entretenez un fort sentiment d'estime de soi, cela vous aidera à devenir plus confiant dans tous les domaines de votre vie. Si la confiance en soi varie selon les circonstances, l'estime de soi est un élément permanent de l'image que vous avez de vous-même.

Plus votre estime de soi est élevée, plus vous serez à l'aise pour faire face à diverses situations dans votre vie. L'estime de soi est un trait sous-jacent qui affecte directement la façon dont vous vous percevez en toutes circonstances. L'estime de soi peut être délicate, car un manque d'estime de soi se manifeste de différentes manières.

Le doute généralisé de soi est l'une des manifestations d'une faible estime de soi. Si vous avez une faible estime de vous-même, vous pouvez automatiquement supposer que vous ne serez pas bon dans une tâche et vous abandonnerez ou vous saboterez inconsciemment pour échouer. C'est votre concept de soi qui essaie de prouver pourquoi il a une faible estime de soi.

Si vous échouez de manière répétée dans diverses circonstances, votre subconscient vous dit : "Je t'avais dit que ça arriverait". Dans chaque situation à laquelle vous êtes confronté, le monologue intérieur négatif se lève et vous dit que vous allez échouer, que vous allez avoir l'air stupide, que vous allez vous ridiculiser et que les autres vont vous juger sévèrement. Ce monologue intérieur négatif n'est pas exact, il provient plutôt d'une faible estime de soi.

Les êtres humains sont des créatures sociales, ce qui nous permet de détecter les indicateurs d'une estime de soi élevée ou faible. Ce sont ces indicateurs qui influent souvent sur la façon dont nous réagissons les uns envers les autres. Les personnes qui ont une bonne estime d'elles-mêmes sont plus susceptibles de trouver un emploi, de créer des liens sociaux, d'engager des conversations, etc.

Ce n'est pas que la plupart des gens cherchent intentionnellement à blesser ceux qui ont une faible estime d'eux-mêmes, c'est juste une tendance naturelle pour nous d'être attirés par ceux qui font preuve de confiance. Nous sommes tous des êtres égoïstes, qui cherchent à aller de l'avant, et lorsqu'une personne fait preuve d'assurance, cela signifie qu'elle peut nous aider à avancer dans la vie.

La façon dont nous nous présentons peut-être une indication claire pour ceux qui nous entourent de notre niveau de confiance et d'estime de soi.

Des indices physiques comme le fait de s'avachir, de parler d'un air penaud ou de baisser constamment le regard sont autant de signes d'une faible estime de soi.

Au cours des conversations, l'expression du doute, la verbalisation fréquente d'un besoin de réassurance ou l'indécision sont également des signes évidents d'une faible estime de soi. Il est relativement facile de voir ce genre de signes chez les jeunes enfants et les adolescents ; cependant, de nombreux adultes ont appris à cacher leurs insécurités. Beaucoup d'entre nous ont adopté l'attitude "fake-it-until-you-make-it".

Malheureusement, nous nous attachons tellement à faire semblant que nous ne cherchons jamais à résoudre les problèmes sous-jacents.

Une autre façon dont le manque d'estime de soi se manifeste est une perspective basée sur la confiance. Elle se manifeste lorsqu'une personne se fie entièrement à ses réalisations pour nourrir son estime de soi. Cette attitude est beaucoup plus difficile à déceler chez nous et chez les autres.

Ce genre de mauvaise estime de soi nous pousse à avoir besoin de tout réussir pour nous sentir bien dans notre peau.

Ils peuvent également ressentir le besoin de rabaisser les autres pour se sentir supérieurs, ce qui alimente temporairement leur confiance. Dans ces cas, le facteur critique dépend toujours de facteurs extérieurs et est toujours temporaire.

Il en résulte un besoin permanent de nourrir le monstre de l'estime de soi pour tenter d'échapper à vos véritables sentiments. C'est un cycle vicieux et épuisant qui est incompatible avec la paix, le bonheur et une véritable estime de soi.

Si vous savez comment renforcer votre confiance en vous dans n'importe quelle situation, cela vous aidera à développer votre estime de soi globale. La confiance dans des situations distinctes est un élément de base nécessaire pour réapprendre à votre esprit à penser avec plus de confiance.

Au fur et à mesure que votre confiance en vous devient plus naturelle, l'estime de soi grandit et devient une partie intégrante de votre concept de soi.

Ainsi, développer une estime de soi inébranlable, ainsi que savoir comment renforcer efficacement la confiance dans des situations spécifiques, sont deux éléments essentiels à la réussite et au bien-être. Alors, comment savoir si vous manquez de confiance et si vous avez une faible estime de vous-même ?

5 signes pour déterminer si vous avez peu de confiance en vous

Voici 5 signes permettant de déterminer si vous devez travailler sur votre estime et votre confiance en vous.

1. Indécision constante

Être indécis est souvent le signe que vous ne vous faites pas confiance pour prendre la bonne décision. Cela s'accompagne de doutes et d'insécurités.

Les personnes qui manquent d'estime de soi sont souvent envahies par le doute. Le fait d'être indécis dans de nombreuses situations peut indiquer un manque d'estime de soi, tandis que le fait d'être indécis dans une ou deux situations peut indiquer un manque de confiance dans ces situations particulières.

Par exemple, si vous êtes un nouveau propriétaire d'entreprise, il se peut que vous passiez plus de temps à prendre des décisions qu'un entrepreneur expérimenté, car vous vous remettez souvent en question. À mesure que vous apprenez et développez les compétences appropriées, vous augmentez votre confiance. Ainsi, les connaissances et l'expérience amélioreront la confiance dans des situations individuelles.

2. Se concentrer sur la réassurance extérieure

L'estime de soi provient de votre assurance, ce qui signifie que vous êtes confiant dans toutes les situations et que vous n'êtes pas influencé par l'opinion des autres. Un symptôme d'une faible estime de soi est souvent la fluctuation fréquente de votre humeur en fonction des actions des autres.

Là encore, si cela ne se produit que dans quelques situations, cela indique simplement que vous manquez de confiance dans ces domaines. En revanche, s'il s'agit d'un thème récurrent dans tous les domaines, cela indique que vous avez une faible estime de vous-même.

Par exemple, si vous avez toujours besoin qu'on vous dise que vous êtes beau pour vous sentir bien dans votre peau, vous avez probablement une faible confiance en votre image de soi. Si vous avez également besoin d'être constamment rassuré au travail, dans vos relations et lors d'interactions sociales, cela indique probablement que vous avez une faible estime de vous-même.

3. Hésitant à s'exprimer

Le fait d'être réticent à exprimer vos opinions est un autre signe de votre faible estime de soi et de votre manque de confiance. Cela indique un doute sous-jacent dans ce que vous avez à dire. Cela peut signifier que vous n'êtes pas sûr que votre opinion soit valable ou que vous vous dites que les autres ne sont pas intéressés par ce que vous avez à dire. Vous pouvez craindre qu'en vous exprimant, les autres ne vous détestent pas.

Le manque de confiance dans un domaine particulier peut vous faire hésiter à exprimer votre opinion, car vous craignez de ne pas être suffisamment compétent dans ce domaine. Si vous êtes un nouveau propriétaire d'entreprise et que vous participez à un événement de réseautage, vous ne vous sentirez peut-être pas en confiance pour partager vos idées avec un vétéran de 20 ans.

Si vous craignez continuellement de prendre la parole, cela indique que vous souffrez d'une faible estime de soi généralisée. Cela peut provoquer des pensées négatives de doute qui finissent par vous empêcher de prendre la parole.

4. Incapacité à accepter la critique

Les personnes ayant une faible estime d'elles-mêmes se concentrent sur les rassurances extérieures et ne supportent pas les critiques. Lorsque vous avez besoin de l'approbation des autres pour vous sentir bien, entendre des critiques peut être écrasant. Pour ces personnes, la critique est toujours prise comme une attaque personnelle contre l'ego plutôt que d'être considérée comme un retour d'information.

Lorsque vous souffrez d'une faible estime de soi, l'opinion des autres est plus importante que votre propre valeur, la critique est prise comme une vérité, au lieu d'une simple opinion. Lorsque vous avez une haute estime de vous-même, vous utilisez ces critiques comme un feedback utile et êtes capable de les écouter et de les rejeter comme une opinion fausse.

5. Abandonner facilement

Le doute de soi est une cause et un symptôme importants d'une faible estime de soi. Personne n'est un expert lorsqu'il essaie quelque chose pour la première fois, et il faut de la persévérance et surmonter des obstacles avant de pouvoir réussir quoi que ce soit. Une personne dont l'estime de soi est vacillante peut facilement se laisser abattre lorsqu'elle échoue la première fois.

Bien que votre confiance puisse être ébranlée lorsque vous vous lancez dans une nouvelle entreprise, avec un niveau approprié d'estime de soi, vous serez en mesure de trouver comment augmenter votre confiance.

Lorsque vous avez une faible estime de vous-même, la confiance chancelante peut devenir écrasante, ce qui vous pousse à abandonner, en vous protégeant des conséquences potentielles et de l'inconfort qui peuvent découler d'un échec.

Chapitre 2

Comment les croyances limitatives peuvent affecter votre estime de soi

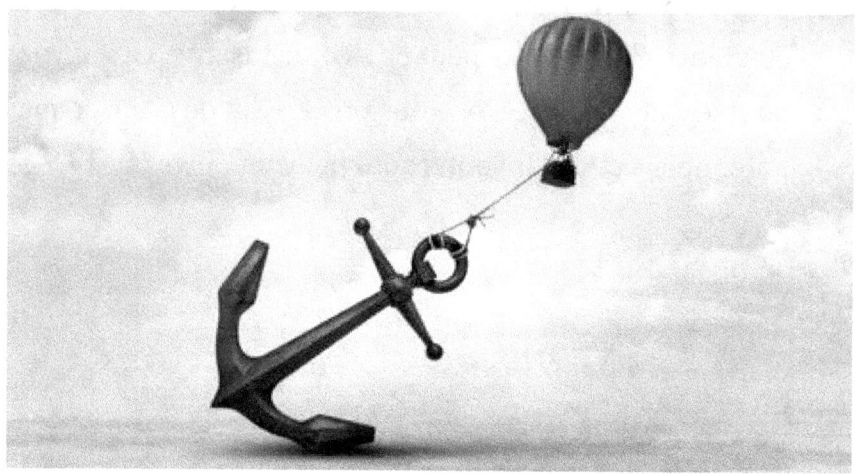

De nombreuses personnes souffrent d'une faible estime de soi en raison de leurs croyances limitantes. Les croyances limitatives sont des croyances aveugles et malsaines qui vous empêchent de réussir dans votre vie.

Ce sont des murs de prison que vous vous êtes imposés pour vous protéger de la peur de l'échec et de l'humiliation. C'est une fausse étiquette que vous vous donnez pour vous enfermer dans un cocon de sécurité.

La peur de sortir de votre zone de confort est si intense que vous abandonnez au premier obstacle que vous rencontrez.

Elles finissent par vous empêcher d'aller au bout de vos rêves.

Nos croyances proviennent de deux sources : nos expériences et nos influences.

Nos influences

Dès notre plus jeune âge, nous sommes bombardés d'opinions et d'informations provenant de notre famille, de la société et des personnes les plus proches de nous. Au fur et à mesure que nous grandissons et que nous tissons des liens avec nos camarades de classe et d'autres personnes, notre esprit conscient et inconscient continue d'absorber, de filtrer et de traiter ces informations.

Toutes les interactions que nous avons au quotidien nous poussent à penser, à agir et à croire d'une certaine manière. La plupart du temps, cela se produit de manière subconsciente.

Si vous avez grandi dans un foyer où la famille passe toujours en premier, il y a de fortes chances que vous ayez une famille proche et bien connectée.

Si vous avez grandi avec des personnes qui pensent que les riches ont de la chance et bénéficient de tous les avantages, il y a de fortes chances que vous pensiez que votre capacité à devenir riche est une ascension abrupte, voire impossible. Si vous avez grandi dans une famille qui croit en une bonne éducation, il y a de fortes chances que vous croyiez la même chose et que vous vous attendiez à ce que vos enfants reçoivent eux aussi une bonne éducation.

Nos expériences

Nous apprenons de chaque expérience que nous rencontrons dans la vie. Que l'on tire consciemment ou non des enseignements de cette expérience n'a pas d'importance. Quoi qu'il en soit, notre esprit a tendance à former des croyances basées sur des expériences uniques et significatives ou sur des expériences cumulatives de même nature.

En fait, nombre de nos croyances limitatives sont le résultat de nos expériences. Enfant, si vous avez obtenu de mauvais résultats à un test de sciences, vous pouvez commencer à croire que les sciences sont une matière que vous ne comprendrez jamais ou dans laquelle vous ne réussirez jamais. Si vous avez été trompé à plusieurs reprises dans vos relations, vous pouvez penser qu'il n'y a pas de bonnes personnes dans le monde et que vous ne trouverez jamais l'amour. Si vous n'avez pas été retenu pour une promotion au travail, vous pouvez croire que vous n'êtes pas qualifié pour travailler à un niveau supérieur.

Nos influences et nos expériences déterminent nos croyances, qui se forment généralement pendant notre enfance. Lorsque vous commencez à comprendre d'où viennent vos opinions, vous pouvez commencer à les remettre en question et finalement les changer.

Comment les croyances limitatives vous empêchent de vivre votre vie

Tout au long de votre vie, vous avez construit des croyances en vous-même et sur le monde, qui peuvent directement contribuer à votre mode de vie. Ce qui est surprenant, c'est que ces croyances peuvent aussi avoir un effet physique sur vous. Plus cette idée est renforcée, plus elle peut avoir d'impact sur votre corps. Que vous le sachiez ou non, votre corps montre la manifestation physique et mentale des croyances limitantes qui entourent votre image de soi.

Vos croyances limitatives vous donneront l'impression que vous ne pourrez jamais atteindre un objectif. Cela peut entraîner une diminution de votre confiance en vous, et finalement une perte d'estime de soi.

Au fur et à mesure que votre estime de soi diminue, vous pouvez commencer à éviter d'essayer de nouvelles choses et de vous lancer dans de nouvelles aventures parce que vous pensez que les risques et les dangers entourant l'expérience sont destructeurs, voire mortels.

Cela vous amènera à vous plaindre aux autres et à rejeter la faute sur eux, sans découvrir la source sous-jacente du problème. Vous risquez ainsi de commencer à perdre l'équilibre que vous souhaitez dans la vie et qui est nécessaire à son bon fonctionnement.

Les croyances limitatives ont tendance à provoquer un jugement de soi qui n'est pas sain et qui vous amène à ressentir le besoin de porter un masque et de cacher votre véritable identité au monde. La peur de ne pas accepter qui vous êtes peut vous faire perdre votre identité personnelle sans même vous en rendre compte.

Les croyances limitatives que vous entretenez peuvent également entraîner des changements physiques dans votre corps. Cela comprend l'agitation continue et persistante, la dépression, l'anxiété, l'indécision, la mauvaise humeur, les nausées et d'autres problèmes émotionnels.

Cela peut changer qui vous êtes et la façon dont vous parlez aux autres. Le ton de votre discours change et vous aurez tendance à être négatif. Cela peut vous amener à toujours trouver des moyens de vous plaindre et de rendre les autres responsables de vos problèmes et de vos échecs.

Identifier les croyances limitantes

La première étape pour vaincre vos croyances limitantes est de les identifier. Vivre avec vos croyances limitantes peut vous conduire à vivre une vie médiocre, qui s'écarte considérablement de votre potentiel.

Malheureusement, les croyances limitatives peuvent être difficiles à identifier.

Avant de pouvoir commencer à identifier vos croyances limitantes, vous devez apprendre à suivre votre discours personnel et à prendre conscience des jugements que votre subconscient formule.

En sachant comment suivre la façon dont vous vous parlez à vous-même, vous serez en mesure d'identifier les croyances limitantes qui traversent votre esprit pendant les conversations. Se débarrasser des préjugés de votre subconscient est une autre étape essentielle pour trouver vos croyances limitantes.

Parmi les croyances limitatives les plus courantes, citons :

- Je ne peux pas être mon vrai moi, authentique, parce que je serai jugé.
- Je ne peux pas tomber amoureux parce que je vais avoir le cœur brisé.
- Je ne peux pas demander ce que je veux parce que je serai rejeté.
- Je ne peux pas faire confiance aux gens parce qu'ils finiront par trahir ma confiance.
- Je ne peux pas poursuivre mes rêves parce que je vais très probablement échouer.
- Je n'ai pas besoin de réussir, alors je ne vais même pas m'efforcer de réussir.
- Il est trop tard pour poursuivre mes rêves.
- Je n'ai rien de spécial parce que je n'ai jamais rien accompli d'exceptionnel.
- Je ne mérite pas le bonheur parce que je ne suis pas assez bien.
- Je déteste mon apparence, et il n'y a rien que je puisse faire pour changer.
- Je suis trop faible et je ne pourrai jamais trouver la force de changer.

Chapitre 3
Surmonter vos croyances limitantes

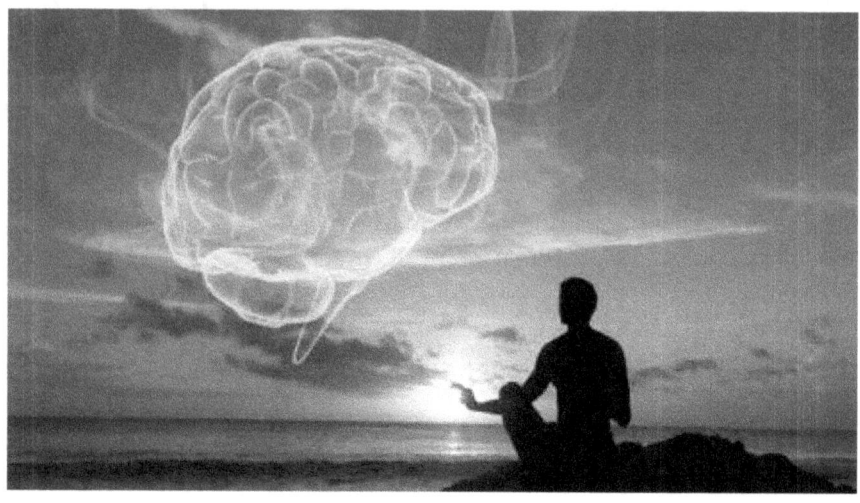

Maintenant que vous avez identifié vos croyances limitantes, il est temps de travailler à les surmonter. Malheureusement, la plupart des gens ne prennent pas les mesures nécessaires pour y parvenir, car ils croient qu'en prenant conscience de leurs croyances limitantes, ils pourront penser différemment à leur situation et à leur vie.

Si le fait d'être conscient de vos croyances limitatives vous encouragera à y penser différemment, un grand nombre de ces croyances ont un fort investissement émotionnel derrière elles, et c'est là que réside le problème.

Lorsque vous avez un niveau d'émotion énorme investi dans quelque chose, cela peut créer une barrière au changement. Pour opérer un changement durable, vous devez couper vos liens. En fait, plus la conviction ou la croyance est profonde, plus vous trouverez le processus difficile et plus il sera long. La volonté de s'adapter aux conditions et aux circonstances changeantes qui vous entourent est la pierre angulaire de tout changement que vous souhaitez effectuer. Cela est particulièrement vrai lorsqu'il s'agit de changer vos croyances limitantes.

Choisissez le résultat que vous désirez

La toute première étape que vous devez franchir pour surmonter vos croyances limitatives est de choisir le résultat que vous souhaitez. Lorsque vous choisissez le résultat que vous souhaitez, vous êtes en mesure d'avoir une idée plus claire de ce que vous voulez changer dans votre vie.

Vous devez vous poser des questions difficiles et examiner attentivement vos réponses. Vous devez vous demander :

- Quels sont les objectifs que je souhaite atteindre ?
- Qu'est-ce qui m'empêche actuellement d'atteindre mes objectifs ?
- Quel genre de personne aimerais-je idéalement devenir ?
- Qu'est-ce que je veux changer spécifiquement ?
- Quelles sont les croyances spécifiques qui ne fonctionnent pas pour moi ?
- Quelles sont les croyances limitatives qui m'empêchent d'atteindre les résultats que je souhaite ?

Une fois que vous aurez identifié clairement les croyances limitatives qui vous empêchent d'avancer, vous pourrez commencer à les surmonter et à améliorer votre estime de soi.

Remettre en question vos croyances limitatives

Il est important de se rappeler que vos croyances limitatives ne sont aussi fortes que les références qui les soutiennent. Souvent, les croyances limitatives que vous entretenez ont une pléthore de références qui ont contribué à influencer et à modifier votre point de vue sur la réalité.

Il est important de se rappeler que ces références ont commencé comme des idées, qui se sont transformées en opinions, qui sont ensuite devenues vos croyances. Si vous voulez changer vos croyances limitantes, vous devez changer votre point de vue et votre opinion à leur sujet. Vous pouvez commencer à jeter le doute sur vos croyances limitantes en vous posant la question suivante :

- La croyance est-elle exacte ?
- Ai-je toujours cru cela ? Pourquoi ?
- Y a-t-il eu un moment où je n'y ai pas cru ? Pourquoi ?
- Existe-t-il des preuves qui peuvent réfuter cette croyance limitative ?
- Y a-t-il des moments où cette croyance n'a pas de sens rationnel ?
- Cette croyance m'aidera-t-elle à obtenir ce que je veux ? M'aidera-t-elle à atteindre mes objectifs ?

- Quelle est la façon exactement opposée de penser à cette croyance ? En quoi cela vous aide-t-il ?

Ces questions sont conçues pour vous aider à augmenter la perspective
et les possibilités de votre situation. Elles sont destinées à vous encourager à sortir des sentiers battus, afin que vous puissiez commencer à changer votre façon de penser à propos de vos croyances limitantes.

Considérez les conséquences de vos croyances limitatives

Maintenant que vous avez commencé à jeter le doute sur vos croyances limitantes, il est temps pour vous d'envisager les conséquences possibles du maintien de vos croyances limitantes. Pour ce faire, vous devez réfléchir longuement et sérieusement aux questions suivantes.

- Quelles seront les conséquences si je ne suis pas capable de faire ce changement et d'éliminer cette croyance limitante ?
- Comment le fait de ne pas faire de changement va-t-il m'affecter émotionnellement ? Physiquement ? Sur le plan financier ? Sur le plan spirituel ? Dans mes relations ?
- Comment le fait de ne pas faire de changement affectera-t-il ma vie ?
- Le fait de ne pas changer ma vie a-t-il des conséquences à court terme ? Quelles sont-elles ?

- Y a-t-il des conséquences à long terme ?
- Pourquoi est-il si essentiel de procéder à ce changement maintenant ?

Plus la douleur associée au fait de s'accrocher à vos croyances limitatives est grande, plus vous serez motivé pour apporter des changements positifs dans votre vie. C'est pourquoi il est essentiel de répondre à chacune de ces questions, une par une, afin de ressentir pleinement la douleur. Vous devez ressentir la colère, penser aux regrets, ressentir la culpabilité et vous autoriser à pleurer.

Choisissez une nouvelle croyance qui vous donne du pouvoir

Afin d'aller de l'avant après avoir examiné les conséquences de vos croyances limitatives, vous devez choisir une nouvelle croyance qui vous donne du pouvoir. Il est essentiel que vous vous assuriez que cette nouvelle croyance est crédible. Si elle n'est pas crédible, il y a de fortes chances que vous ne parveniez pas à conditionner votre psychisme.

Pour débloquer votre nouvelle croyance, vous devez réfléchir à l'objectif que vous voulez atteindre, à la personne que vous voulez devenir et aux valeurs fondamentales que vous voulez conserver. Une fois que vous avez considéré ces éléments, vous devez vous poser les questions suivantes du point de vue d'une tierce personne :

- Qu'est-ce que cette personne est susceptible de croire en poursuivant cet objectif ?
- Que croirait cette personne à propos d'elle-même ?
- Que croirait cette personne à propos de son objectif ?
- Quelle est leur attitude ? Comment pensent-ils de l'objectif ?
- Que penseraient-ils des obstacles qu'ils rencontrent au cours du voyage ?

Maintenant, vous devez prendre le temps de réfléchir aux avantages de cette nouvelle croyance et à la manière dont elle peut améliorer votre vie et votre situation. Posez-vous les questions suivantes :

- Quels avantages puis-je attendre de l'utilisation de cette nouvelle croyance ?
- Comment cela va-t-il m'aider à atteindre mes objectifs ?
- Comment cela va-t-il changer ma vie pour le mieux ?
- Comment cela aidera-t-il à long terme et à court terme ?
- Comment cette nouvelle croyance va-t-elle me faire sentir à propos de moi-même ?
- Comment cette nouvelle croyance me permettra-t-elle d'aller de l'avant ?
- Pourquoi est-ce important ?

Plus vous trouverez de raisons, plus votre motivation sera grande pour briser vos anciens schémas de comportement et les remplacer par un nouveau système de croyances qui vous donne du pouvoir.

Conditionnez votre nouvelle croyance

Maintenant que vous vous êtes engagé à changer vos croyances limitatives en de nouvelles croyances renforçatrices, l'étape suivante consiste à commencer à conditionner progressivement vos nouvelles croyances dans votre psyché. L'une des façons d'y parvenir est le processus de visualisation. Passez du temps chaque jour à vous visualiser, dans votre imagination, en train d'utiliser votre nouvelle façon de penser dans vos activités quotidiennes. Notez particulièrement les actions que vous entreprenez, les décisions que vous prenez, la façon dont vous parlez aux autres et dont vous vous parlez à vous-même.

Pensez à votre nouvelle attitude et à la manière dont vos nouvelles croyances vont vous aider à manifester la vie que vous souhaitez. Vous êtes en train d'imaginer un nouveau vous dans votre esprit.

Un autre processus que vous pouvez utiliser est celui de l'ancrage de cette nouvelle croyance pour la conditionner dans votre système nerveux. Il s'agit d'ancrer une sensation physique dans votre corps qui lui permettra de vous mettre automatiquement dans un état d'esprit optimal correspondant à votre nouvelle croyance.

Il n'est pas facile de surmonter ses croyances limitatives, mais avec une quantité importante de travail, d'introspection et de temps, vous serez en mesure de surmonter les croyances limitatives qui vous ont freiné et de renforcer votre confiance en vous.

Dans les prochains chapitres, nous examinerons plus en détail les croyances limitatives qui affligent généralement les personnes ayant peu de confiance en elles et comment les éliminer à l'aide de stratégies appropriées.

Chapitre 4
5 étapes pour acquérir une confiance en soi solide comme le roc

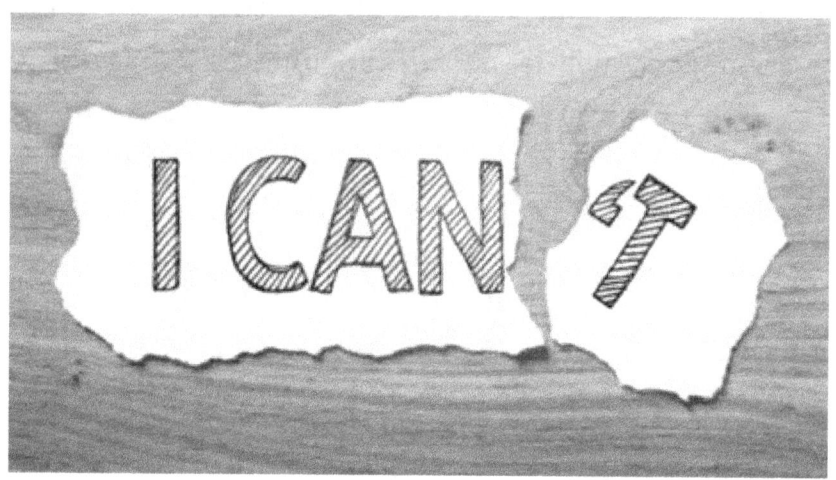

Développer la confiance en soi est un processus continu qui nécessite de la détermination et de l'énergie. Voici quelques étapes auxquelles vous devez penser lorsque vous essayez de développer la vôtre :

Étape 1 : Sortez de votre zone de confort

Si vous voulez avoir une confiance inébranlable, vous devez être prêt à sortir de votre zone de confort pour faire des choses qui sortent de l'ordinaire. Vous devez réveiller cette envie d'être extraordinaire qui brûle en vous.

Vous avez peut-être une idée brillante qui, selon vous, pourrait profiter à votre entreprise, mais vous ne savez pas comment en faire part à votre patron. Vous avez peut-être un coup de cœur que vous n'avez jamais osé aborder.

Le problème qui se pose lorsque vous n'agissez pas en fonction de ces désirs est que vous allez stagner là où vous êtes. En vérité, lorsque vous n'explorez pas de nouvelles expériences, vous laissez la peur vous priver de votre soleil. Vous ne faites que vous enfoncez davantage dans votre zone de confort. Le trou dans lequel vous êtes assis depuis plusieurs décennies maintenant.

Oui, il peut être intimidant de faire la première approche dans l'inconnu, en risquant d'être embarrassé par les échecs. Mais si vous y réfléchissez, ce n'est que de la peur - de fausses preuves qui semblent réelles. Quel est le pire qui puisse arriver ?

Souvent, vous réfléchissez trop. Sortir de votre zone de confort peut être si intimidant, mais c'est important si vous souhaitez atteindre le but de votre vie et avoir une confiance inébranlable. C'est peut-être la façon dont vous pouvez enfin vous prouver que vous pouvez réaliser tout ce que vous voulez. Après tout, quel est le pire qui puisse arriver ? Vous pouvez en parler à votre patron et mener l'entreprise au succès, ou le patron refuse tout simplement. Vous pouvez demander à cette fille ou à ce garçon de sortir avec vous, et il ou elle peut vous répondre par oui ou par non. Dans tous les cas, c'est une situation gagnant-gagnant.

Le secret pour avoir une confiance solide commence par vous !

Ce dont je suis sûr, c'est que pour sortir de votre zone de confort, vous devez commencer par vous fixer des micro-objectifs qui finiront par s'additionner pour former un tout. Les micro-objectifs sont simplement des petits morceaux d'un objectif plus grand que vous avez. Lorsque vous divisez vos grands objectifs en morceaux, il devient très facile de les atteindre, et vous vous amuserez beaucoup en le faisant. Cela vous donnera également l'élan nécessaire pour continuer à pousser jusqu'à ce que vous ayez atteint votre objectif. Supposons que vous ayez une idée ou une stratégie commerciale que vous aimeriez partager avec votre patron, mais que vous n'ayez pas le courage de le faire. Ce que vous pouvez faire à la place, c'est décomposer votre objectif principal en objectifs plus petits qui, à terme, donneront des résultats similaires. Faites de petits pas pour commencer, aussi petits soient-ils. Au lieu de faire le grand saut et de vous sentir dépassé, commencez par de petites étapes pour vous libérer de la pression. En procédant ainsi, vous rendez les choses plus faciles à digérer et vous facilitez les suivis.

Cette fille ou ce garçon vous plaît et vous n'avez pas le courage de le lui dire. Mais il ou elle n'est peut-être pas célibataire à l'origine. Votre micro-objectif devrait donc être d'établir une relation avec lui avant de plonger dans le vif du sujet. Avant même de leur proposer un rendez-vous, apprenez à les connaître en engageant une courte conversation avec eux.

N'est-ce pas mieux ? Cela ne donne pas l'impression que vous les harcelez.

Cela dit, vous devez savoir que lorsque vous vous fixez des micro-objectifs, cela vous permet de sortir de votre zone de confort. En réalisant vos micro-objectifs les uns après les autres, vous vous rendrez compte que chaque petite victoire peut vous aider à acquérir la confiance dont vous avez besoin pour aller de l'avant. Lancez-vous le défi de faire quelque chose qui sort de l'ordinaire chaque jour et voyez comment cela renforce votre confiance.

Étape 2 : Connaître sa valeur

Saviez-vous que les personnes ayant une confiance en elles solide comme le roc sont souvent très décisives ? Une chose qui est assez admirable chez les personnes qui réussissent, c'est qu'elles ne prennent pas trop de temps à essayer de prendre de petites décisions. Ils n'analysent tout simplement pas trop les choses. La raison pour laquelle ils peuvent prendre des décisions rapides est qu'ils connaissent déjà la situation dans son ensemble, le résultat final.

Mais comment définir ce que vous voulez ?

La toute première étape consiste à définir vos valeurs. Selon l'auteur Tony Robbins, il existe deux grandes valeurs distinctes : les valeurs de fin et les valeurs de moyens. Ces deux types de valeurs sont liés à l'état émotionnel que vous désirez :

bonheur, sentiment de sécurité et épanouissement, entre autres.

Valeurs moyennes

Il s'agit simplement des moyens par lesquels vous pouvez déclencher l'émotion que vous désirez. Un très bon exemple est l'argent, qui sert souvent de moyen et non de fin. C'est une chose qui vous offrira la liberté financière, quelque chose que vous désirez et qui est donc une valeur de moyen.

Valeurs finales

Il s'agit des émotions que vous recherchez, comme l'amour, le bonheur et un sentiment de sécurité. Il s'agit simplement des choses que les valeurs de vos moyens vous offrent. Par exemple, l'argent vous apportera la sécurité et la stabilité financière.

En d'autres termes, la valeur moyenne correspond aux choses que vous pensez désirer pour obtenir finalement les valeurs finales. Le plus important est que vous sachiez clairement ce que vous valorisez afin de pouvoir prendre des décisions éclairées beaucoup plus rapidement. Ceci, à son tour, vous donnera un fort sentiment d'identité, et c'est de là que vous tirez une confiance éternelle. C'est vous qui devez contrôler votre vie et non l'inverse.

L'une des façons d'y parvenir est de définir vos valeurs finales. Vous pouvez commencer par consacrer au moins une heure ou deux par semaine à écrire ce que sont vos valeurs finales. Pour y parvenir, commencez par énoncer les valeurs que vous aimeriez affiner pour atteindre la vie dont vous rêvez.

Voici quelques-unes des questions qui pourraient vous aider à mettre les choses en perspective ;

- Quelles sont les choses qui comptent le plus dans votre vie ?
- Y a-t-il des choses dont vous ne vous souciez pas dans votre vie ?
- Si vous deviez prendre une décision difficile, quelles sont les valeurs que vous défendriez et celles que vous ignoriez ?
- Si vous avez ou avez eu des enfants, quelles sont les valeurs que vous allez leur inculquer ?

Étape 3 : Créez votre propre bonheur

Le bonheur est un choix, et aussi les meilleurs obstacles sont des contraintes auto-générées comme le fait de penser que l'on est indigne du bonheur.

Si vous ne vous sentez pas digne de la joie, alors vous ne croyez pas non plus que vous méritez les bonnes choses de la vie, celles qui vous rendent heureux et c'est précisément ce qui vous empêchera d'être heureux.

Vous pouvez être plus heureux. Cela dépend de votre choix de ce sur quoi vous vous concentrez. Ainsi, choisissez le bonheur. Le bonheur n'est pas quelque chose qui vous arrive. C'est un choix, mais cela demande un effort. N'attendez pas que quelqu'un d'autre vous rende heureux, car cette attente pourrait être éternelle. Aucune personne ou circonstance extérieure ne peut vous rendre heureux.

Le bonheur est une émotion intérieure. Les circonstances extérieures ne sont responsables que de 10 % de votre bonheur. Les 90 % restants dépendent de la façon dont vous vous comportez face à ces conditions et de l'attitude que vous adoptez. La recette scientifique du bonheur est la suivante : les conditions externes 10%, les gènes 50% et les activités intentionnelles - c'est là que l'apprentissage et les exercices entrent en jeu - 40%. Certaines personnes naissent plus heureuses que d'autres, mais si vous êtes né plus malheureux et que vous pratiquez les exercices, vous finirez par être plus heureux que quelqu'un qui serait né plus joyeux et ne les pratiquerait pas. Ce que les deux équations ont en commun, c'est l'influence minimale des conditions extérieures sur notre bonheur.

Nous supposons généralement que notre situation a un impact beaucoup plus important sur notre bonheur. Ce qui est intéressant, c'est que le bonheur se trouve souvent lorsque vous cessez de le chercher. Profitez de chaque instant. Attendez-vous à des miracles et des opportunités à chaque coin de rue, et tôt ou tard, vous les rencontrerez. Ce sur quoi vous vous concentrez, vous le verrez davantage. Choisissez de vous concentrer sur les opportunités, décidez de vous concentrer sur le bien, et choisissez de vous concentrer sur le bonheur. Créez votre propre bonheur.

Étape 4 : Soyez prêt à accepter le changement

Vous êtes-vous déjà retrouvé obsédé par l'avenir ou le passé ? C'est une chose que beaucoup d'entre nous font. Cependant, la personne que vous étiez il y a cinq ans ou que vous serez dans cinq ans est très différente de celle que vous êtes aujourd'hui. Vous remarquerez qu'il y a cinq ans, vos goûts, vos intérêts et vos amis étaient différents de ce qu'ils sont aujourd'hui et il y a de fortes chances qu'ils le soient encore dans cinq ans. Le fait est qu'il est essentiel que vous acceptiez qui vous êtes aujourd'hui et que vous sachiez que vous êtes en pleine évolution.

Selon les recherches menées par Carol Dweck, il est clair que les enfants réussissent bien à l'école lorsqu'ils adoptent une attitude de croissance. En effet, avec l'état d'esprit de croissance, ils croient qu'ils peuvent réussir dans une certaine matière. C'est tout le contraire de ce que vivent les enfants ayant une mentalité fixe, car ils croient que ce qu'ils sont et tout ce qu'ils ont est permanent. Par conséquent, avoir la notion que vous ne pouvez pas grandir ne fait que limiter votre confiance.

Ce que vous devez faire pour embrasser tout ce que vous êtes, c'est arrêter de vous juger. La plupart du temps, nous jugeons les gens par ce qu'ils disent, comment ils le disent, ce qu'ils portent et leurs actions. De la même manière, nous nous jugeons dans nos têtes en comparant notre passé et notre présent.

Pour que vous puissiez développer un fort sentiment de confiance, il est important que vous commenciez par vaincre l'habitude de l'auto-jugement et des critiques négatives. Oui, c'est quelque chose qui peut être difficile au début, mais lorsque vous commencez à le pratiquer, vous réalisez à quel point c'était rétrograde.

Vous pouvez commencer par choisir au moins un ou deux jours par semaine où vous évitez de porter le moindre jugement. Si vous n'avez rien de bon à dire, ne le dites pas. Si une pensée négative vous traverse l'esprit, remplacez-la par une pensée positive.

Petit à petit, votre esprit va commencer à s'habituer à un état de non-jugement, et cela deviendra bientôt votre état d'esprit naturel. Cela vous aidera non seulement à embrasser les autres, mais aussi à vous accepter tel que vous êtes vraiment.

Étape 5 : Soyez présent

Cela semble simple, non ? Il est important et nécessaire que vous développiez votre confiance. En étant présent, vous permettez simplement à votre esprit, votre corps et votre âme de s'engager dans la tâche à accomplir.

Imaginons que nous parlions à quelqu'un qui n'écoute pas ce que nous disons. C'est quelque chose qui est probablement arrivé à un bon nombre d'entre nous. Comment vous êtes-vous senti ? D'un autre côté, imaginez que vous parlez à quelqu'un et que vous avez l'impression d'être la seule personne dans la pièce. C'est assez spécial, non ?

La raison pour laquelle vous vous sentez spécial est qu'ils étaient présents à ce moment-là. Ils ont prêté une attention toute particulière à ce que vous disiez, ressentant chaque émotion avec vous. Ils étaient engagés dans la conversation à un niveau plus profond. Ainsi, vous pouvez retenir des informations tout en faisant preuve d'empathie.

Pour être présent, vous devez développer une double vérification mentale. Cela signifie simplement que vous devez vous contrôler mentalement régulièrement. Pour ce faire, vous devez développer un déclencheur mental ou un calendrier lorsque vous vous demandez où se trouve votre esprit. C'est le moment où vous agissez comme un observateur de votre esprit.

Pensez-vous à réserver un dîner alors que vous êtes en réunion ? Pensez-vous que vous n'êtes pas assez bon ? Pour vous sortir de ces pensées négatives, il faut que vous vous examiniez mentalement de temps en temps. Une fois que vous avez la réponse à votre question, respirez profondément et ramenez votre attention sur les choses les plus importantes.

Chapitre 5

Des habitudes quotidiennes pour consolider et augmenter votre estime de soi

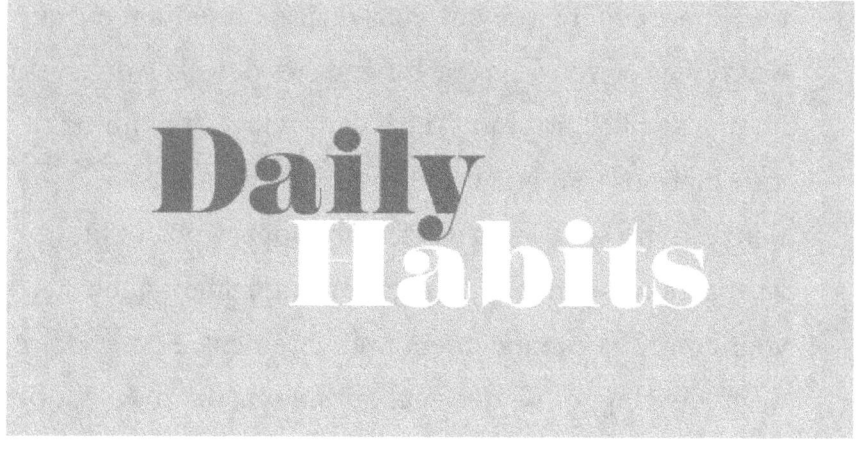

Maintenant que vous avez découvert comment identifier et surmonter vos croyances limitantes, vous pouvez commencer à reconstruire votre confiance en vous en renforçant votre estime de soi. Pour ce faire, vous devez d'abord changer votre perception de vous-même.

Vous devez changer la façon dont vous vous regardez et dont vous vous percevez. Tout le monde a une perception de soi. Chacun a une image mentale de ce qu'il est, de ce dont il est capable et de ce vers quoi il se dirige.

Si vous souffrez d'un manque de confiance en vous, vous avez une vision négative de ces choses. Vous avez probablement

l'impression que vous ne valez pas grand-chose et que tout ce que vous essayez se soldera par la médiocrité ou l'échec.
Vous devez travailler sur votre perception de vous-même si vous voulez augmenter votre estime de soi et renforcer votre confiance en vous. Pour commencer le processus d'amélioration de votre estime de soi, vous devez intégrer ces habitudes quotidiennes dans votre vie.

Pardonnez-vous

S'il existe un raccourci vers une estime de soi saine, c'est probablement celui-là. Lorsque vous parvenez à vous pardonner, vous portez votre estime de soi à un autre niveau. Il s'agit d'être gentil avec soi-même et d'avoir de la compassion, non seulement pour les autres mais aussi pour soi-même. (Ne confondez pas cela avec l'apitoiement sur soi, qui est toxique).
L'une des raisons d'une mauvaise estime de soi est que nous nous sentons coupables de quelque chose que nous avons fait ou laissé faire, il est donc crucial de se pardonner à soi-même. Dès que vous l'aurez fait, votre estime de soi augmentera, et vous serez également capable de pardonner aux autres.
Soyez indulgent envers vous-même, acceptez vos erreurs et promettez de ne jamais les répéter, pardonnez-vous vos défauts (vous n'êtes qu'un être humain et n'avez pas à être parfait) et travaillez sur vos propres forces. Pardonnez-vous vos péchés et ne les répétez pas si possible.

Les changements que vous constaterez lorsque vous saurez comment vous pardonner sont absolument remarquables ! Parfois, les troubles disparaissent ; parfois, le pardon de soi élimine le blocage énergétique précédent pour permettre à la richesse d'entrer dans votre vie. Faites-le et voyez ce que le pardon va faire pour vous au cours de votre vie.

Développez vos connaissances

Une autre étape pour accroître votre confiance en vous consiste à vous assurer que vous acquérez des connaissances, tant dans vos activités personnelles que professionnelles. Il y a toujours un domaine dans lequel vous avez l'impression d'être limité dans vos connaissances et votre compréhension.

Si vous voulez avoir plus d'assurance, vous devez démontrer votre maîtrise dans ce domaine. Vous pouvez élargir vos connaissances en suivant des cours en ligne, en assistant à des conférences et des événements similaires, ainsi qu'en lisant des livres. L'autre chose que vous pouvez apprécier tout en acquérant des connaissances, ce sont les télé-classes où vous pouvez interagir et participer à des discussions avec vos pairs. Cela contribuera grandement à améliorer votre niveau de confiance.

Changez votre discours personnel

Le dialogue intérieur est simplement le fait de se parler à soi-même, mentalement ou à voix haute. Il s'agit de toute pensée qui vous vient à l'esprit en réaction à des stimuli externes. Ce que vous ressentez face à une situation dépend de ce que vous vous dites.

Si vous pensez à la situation de manière négative, cela entraînera des émotions négatives comme l'irritation ou l'anxiété. Si vous pensez à la situation de manière positive, vous ressentirez des émotions positives comme l'excitation ou le bonheur.

Lorsque vous vous efforcez d'améliorer votre estime de soi, vous devenez plus conscient du monologue intérieur constant qui conduit à des sentiments négatifs, et vous pouvez le remplacer par un monologue intérieur positif qui encourage des niveaux plus élevés d'estime de soi.

Par exemple, si vous vous dites toujours que vous êtes gros chaque fois que vous vous regardez dans le miroir, vous devez arrêter et remplacer ces pensées par des mots d'encouragement.

Dans cet exemple, vous vous êtes entraîné à regarder les parties de votre corps qui vous font peur et à renforcer votre insécurité en disant "je suis gros".

Si vous apprenez à vous regarder dans le miroir et à apprécier votre corps ou à vous concentrer sur une zone dans laquelle vous vous sentez bien, avec le temps, cela modifiera votre image de soi et votre confiance.

Pratiquer les affirmations

Les affirmations sont des déclarations simples et positives que vous prononcez à votre sujet pour changer les schémas de pensée négatifs. Vous pouvez dire une série d'affirmations tous les jours ou les utiliser pour remplacer le discours personnel négatif.

Les affirmations aident à améliorer l'estime de soi en implantant de nouvelles croyances pour remplacer celles qui sont à l'origine d'une mauvaise estime de soi.

Lorsque vous essayez de changer vos pensées automatiques et votre discours négatif, il est utile d'avoir un ensemble d'affirmations à utiliser à la place des vieux schémas de pensée négatifs que vous avez développés. Avec suffisamment de répétitions, les affirmations s'implanteront dans votre subconscient.

Nous parlerons bientôt plus en détail des affirmations positives et de la manière dont elles peuvent vous aider à développer une solide confiance en vous.

Arrêter les comparaisons

Vous devez reconnaître que vous êtes unique. Vous devez également réaliser que vous n'obtenez jamais l'histoire complète et que tout le monde se met en avant pour tenter de dissimuler ses insécurités.

Lorsque vous vous comparez aux autres, vous vous comparez simplement à la façade que les autres présentent au monde.

Chacun a des pensées, des doutes, des insécurités, des jugements et d'autres batailles intérieures qu'il affronte dans son esprit.

Vous devez également cesser d'utiliser les comparaisons pour vous sentir bien dans votre peau. Il est tentant de le faire dans le but de nourrir son propre ego, mais cela se transforme en un cercle vicieux.

Lorsque vous utilisez des comparaisons pour vous sentir mieux, votre cerveau les utilise automatiquement pour vous faire sentir moins bien. La seule façon d'y échapper est de vous empêcher de faire des comparaisons entre vous et les autres.

Éliminer les jugements

Le jugement est l'une des habitudes les plus destructrices et les moins productives que l'on puisse développer. Malheureusement, rares sont ceux qui vivent une vie exempte de jugements. Le jugement et la véritable confiance sont incompatibles. On ne peut jamais connaître une paix véritable en s'accrochant à des jugements.

Le jugement devient une habitude en nous ; nous le faisons naturellement sans même nous en rendre compte. Nous nous jugeons nous-mêmes comme une forme de punition pour ne pas être parfaits, et nous jugeons les autres dans le but de nous sentir mieux.

Les personnes qui sont vraiment heureuses avec elles-mêmes ne ressentent pas le besoin de juger les autres ou elles-mêmes.

La première étape sur le chemin de ce type de liberté est d'accepter qu'il n'y a rien de parfait dans l'univers.

Vous devez apprendre à vous prendre comme vous êtes et à accepter les autres de la même manière. Chacun est venu au monde avec une personnalité différente, a vécu diverses expériences qui l'ont façonné et nous continuons tous à relever des défis. Juger quelqu'un est injuste.

Abandonnez la culpabilité

La culpabilité est l'une des émotions les plus destructrices, et le monde est rempli d'hommes et de femmes rongés par la culpabilité. Le pire est que c'est un sentiment inutile. On pourrait écrire un livre entier sur l'inutilité de cette émotion. Ce ne serait pas un problème si nous pouvions nous sentir coupables pendant quelques instants, puis continuer notre vie, mais malheureusement, de nombreuses personnes vivent avec une culpabilité chronique.

Pourquoi nous sentons-nous toujours coupables ? Parce que nous avons été conditionnés à nous sentir coupables toute notre vie. Consciemment ou inconsciemment, depuis notre jeunesse, nos proches, nos amis, la société, l'école et la religion ont nourri nos remords et les ont renforcés par le système de punition et de récompense.

Lorsque nous étions enfants, tout le monde nous rappelait constamment notre mauvais comportement et nous comparait aux autres enfants qui se comportaient tellement mieux. La culpabilité était utilisée pour nous contrôler.

Le problème est que ce type de traitement nous amène à nous sentir coupables, même si nous n'avons rien fait de mal. De plus, pendant très longtemps, la culpabilité était liée à la sollicitude. Si vous vous souciez vraiment de quelqu'un, vous devez vous sentir coupable, et si vous ne vous souciez pas de quelqu'un et ne vous sentez pas coupable, vous êtes une personne terrible. Rien n'est plus éloigné de la réalité.

La culpabilité ne vous sert en rien ; elle ne fait que vous causer un réel préjudice psychologique et vous amener à vous sentir méprisable. Mettez fin à l'illusion de la culpabilité dès aujourd'hui. Il y a une énorme différence entre se sentir coupable et apprendre de ses erreurs. La culpabilité entraîne toujours une punition, qui se présente sous plusieurs formes, notamment la dépression, le sentiment d'inadéquation, le manque de confiance en soi, une estime de soi inadéquate et l'incapacité d'apprécier les autres et soi-même.

Ce qui est fantastique, c'est que plus vous travaillez sur votre propre estime de soi, sur votre authenticité et sur le fait de fréquenter les bonnes personnes, moins vous vous sentirez coupable. À chaque fois que vous vous sentez coupable, rappelez-vous que c'est une émotion inutile et tirez les leçons de votre erreur. C'est tout ce que vous avez à faire.

Concentrez-vous sur vos points forts

Si vous côtoyez souvent des personnes toxiques, elles peuvent être tentées de souligner vos défauts. Ignorez-les. Bien qu'il soit bon de connaître nos défauts - nous les comprenons, nous n'avons pas besoin que quelqu'un nous rappelle sans cesse qu'il est préférable pour nous de prendre conscience et de nous concentrer sur nos points forts.

- Quelles sont les cinq principales qualités personnelles et forces professionnelles ?
- Que faites-vous de mieux que les autres ?
- Quelles sont vos réalisations personnelles et professionnelles les plus importantes ?
- Qu'est-ce qui vous rend unique et fort ?

Il est alors temps de les fortifier. Pratiquez-les et concentrez-vous sur elles - celles que vous avez et celles que vous voulez.

Apprenez à dire NON

Il peut y avoir des personnes dans votre vie qui tenteront de vous convaincre de faire des choses même si vous ne voulez pas les faire, et parfois, parce que nous souhaitons faire plaisir à tout le monde, nous leur disons "OUI" même si notre voix intérieure dit "NON". Dire "oui" alors que nous aimerions dire "NON" nuit à notre estime de soi et, après, nous pouvons nous sentir un peu tristes ou en colère.

Apprendre à dire non améliorera grandement votre vie. Vous aurez plus de VOUS, car chaque fois que vous dites OUI alors que vous voulez dire NON, vous vous débarrassez d'une petite partie de vous-même et votre estime de soi diminue.

Lorsque vous déciderez qu'un "Oui" est un "Oui" et qu'un "Non" est un "Non", vous vous sentirez mieux. Cela implique moins d'obligations et, bien que dire "NON" à vos amis et à votre famille soit difficile au début, les avantages sont grands. Les personnes qui réussissent le mieux disent "non" assez souvent. Alors, assurez-vous de dire "NON" sans vous sentir coupable.

Entourez-vous de positivité

Bien que ce ne soit pas une bonne idée de rejeter la responsabilité de nos échecs sur les autres, d'autres personnes peuvent être responsables de notre faible estime de soi. C'est le cas si nous fréquentons les mauvaises personnes, si nos amis ont tendance à souligner nos défauts au lieu de nous valoriser et de s'extasier sur nous.

Et c'est pourquoi vous devez éviter les personnes toxiques. Ironiquement, si vous considérez tout ce que nous avons dit dans le premier chapitre, ce sont souvent les personnes qui manquent de confiance en elles qui ressentent le besoin d'essayer d'endommager la nôtre. Ils nous font nous sentir petits pour se sentir plus grands.

Si vous connaissez des personnes négatives et toxiques de ce genre, vous devriez faire un effort conscient pour ne plus fréquenter ce genre de personnes. De même, vous devriez passer plus de temps avec les personnes positives qui vous aiment.

Et si vous devez passer du temps avec des gens qui nuisent à votre estime ? Alors considérez les motifs de tout ce qu'ils disent. S'ils vous critiquent, est-ce parce qu'ils pensent sincèrement que vous avez fait quelque chose de mal ? Ou est-ce parce qu'ils sont jaloux ? Ou parce qu'il s'agit simplement d'une personne négative ? Ne laissez pas cela affecter vos sentiments envers vous-même.

Améliorez-vous

Beaucoup d'entre nous ont des choses qu'ils n'aiment pas chez eux. Mais souvent, ces choses peuvent être améliorées. Et le simple fait d'essayer de s'améliorer peut souvent suffire à nous donner un formidable regain d'estime de soi.

Donc, si vous n'aimez pas votre apparence, réfléchissez aux moyens d'améliorer votre style pour être plus beau. Si vous vous sentez trop "maigre", prenez du volume. Si vous vous sentez en surpoids, alors perdez du poids. Si vous pensez que vous êtes un peu lent d'esprit, travaillez votre répartie. Si vos mathématiques vous laissent tomber, allez prendre des cours !

Incorporer l'auto-soin

Négliger ses propres besoins peut contribuer à une mauvaise estime de soi, tout en étant un symptôme de mauvaise estime de soi. Prendre soin de soi, c'est simplement faire quelque chose parce que cela vous rend heureux.

Cela peut être aussi simple que de se détendre dans un bain moussant, de profiter d'un massage ou de se promener seul. Prendre soin de soi est souvent considéré comme de l'égoïsme. Les gens se sentent souvent coupables de prendre du temps pour eux parce qu'ils pensent que cela prive les autres de leur bonheur.

La première étape pour changer cela est de reconnaître que vous méritez du temps et de l'attention et de vous libérer de toutes les pensées qui vous font culpabiliser. Ensuite, vous devez penser à une chose que vous pouvez ajouter régulièrement et qui est 100 % pour vous.

Dites à vos proches que vous le faites et soyez aussi engagé envers vous-même que vous l'avez été envers tous les autres.

Laissez tomber le perfectionnisme

Le perfectionnisme est souvent une couverture pour l'insécurité. C'est aussi l'ennemi numéro un de la confiance en soi. Le perfectionnisme provient d'une croyance sous-jacente selon laquelle vous devez être parfait pour mériter l'amour et l'acceptation de vous-même et des autres.

Il indique qu'un individu place sa valeur personnelle sur ses réalisations et définit son concept de soi en fonction de ses actions. Cet état d'esprit entraîne des fluctuations drastiques de l'humeur et de la confiance en soi, ainsi qu'une immense pression pour toujours bien faire les choses.

Vous devez laisser tomber vos tendances perfectionnistes.

Vous devez favoriser l'amour inconditionnel et l'acceptation de vous-même et savoir que vous êtes distinct de vos actions et de vos réalisations.

Plus vous serez disposé à vous accepter lorsque vous faites des erreurs, plus votre estime de soi sera élevée.

Célébrez les victoires quotidiennes

Il peut devenir accablant d'essayer de changer n'importe quel aspect de notre vie. Les changements prennent du temps, et cela ne peut se faire qu'avec des actions quotidiennes.

De nombreuses personnes ont réussi à vaincre leur timidité et à développer une saine estime de soi, mais cela ne s'est pas fait du jour au lendemain. Pour rester motivé sur la voie de l'amélioration de l'estime de soi et de la confiance en soi, vous devez reconnaître et célébrer les petites victoires.

Célébrer les petites victoires lorsque vous travaillez à l'atteinte d'un objectif quelconque vous aidera également à renforcer votre confiance. Vous méritez d'être félicité et vous devez être prêt à vous accorder de la reconnaissance. Si vous vous concentrez toujours sur la distance qui vous sépare de votre objectif final, votre voyage peut se transformer en une lutte, remplie de doutes et de déceptions.

Au lieu de cela, célébrez les petits accomplissements qui jalonnent le parcours et emplissez-vous de l'encouragement et de l'énergie nécessaires pour continuer.

Soyez reconnaissant pour ce que vous avez

Les personnes ayant une faible estime de soi ont tendance à se concentrer sur les expériences négatives et les manques dans leur vie. Il est facile de se concentrer sur ce que l'on veut mais que l'on n'a pas, et il faut faire un effort pour changer cette perspective.

Exprimer de l'appréciation et de la gratitude pour tout ce qui se passe dans votre vie transformera votre perspective à chaque instant et finira par modifier votre perception de vous-même et du monde.

Lorsque vous pratiquez la gratitude, soyez reconnaissant pour les bienfaits de votre vie et pour ce que vous êtes en tant que personne. Prenez un moment pour énumérer trois choses uniques que vous appréciez en vous et trois choses pour lesquelles vous êtes reconnaissant dans votre vie. Essayez d'intégrer quotidiennement une pratique de gratitude envers vous-même et le monde et voyez l'impact que cela a sur votre estime de soi globale.

Exercer une foi passionnée

L'une des qualités que j'admire chez les personnes confiantes est qu'elles ont foi en un être suprême. Elles croient que le créateur de l'univers a un but pour chaque âme vivante. En d'autres termes, la raison pour laquelle nous sommes sur terre en ce moment est de découvrir et d'accomplir notre but supérieur.

En d'autres termes, ils semblent savoir parfaitement qu'en appliquant le plan du créateur, le succès n'est qu'une question de temps. Par conséquent, si vous voulez vraiment réussir, vous devez avoir la foi que c'est possible. Il est important que vous ayez une foi inébranlable en votre potentiel. Lorsque votre foi est empreinte de passion, il y a de fortes chances que vous suiviez votre véritable objectif.

Fixez des attentes réalistes

Le moyen le plus rapide de tuer votre confiance est de vous fixer des attentes élevées. Se fixer des objectifs et travailler pour les atteindre peut vous aider à renforcer votre confiance. Toutefois, si vous vous fixez des normes irréalistes, vous finirez par vous sentir vaincu.

Si vous avez quelque chose à réaliser, fixez-vous un objectif réaliste que vous pouvez atteindre dès aujourd'hui. Gardez vos objectifs petits et réalisables et veillez à célébrer chaque petite victoire.

Attendez-vous à être confiant

Saviez-vous que les attentes sont la foi dans les actions ? À ce stade, vous vous êtes déjà imaginé en train d'avoir confiance en vous et ce que cela vous ferait ressentir. Lorsque vous êtes confiant, vous parlez, agissez et bougez avec assurance et avec beaucoup de zèle dans la poursuite de vos objectifs. C'est à ce moment-là que vous savez que vous avez la vue, les émotions et les actions d'une personne confiante. En d'autres termes, vous serez mieux placé pour atteindre des résultats supérieurs à vos attentes. Lorsque vous vous attendez à être confiant, cela devient une réalité.

Comme nous l'avons déjà dit, la confiance en soi ne s'acquiert pas du jour au lendemain. Vous devez constamment mettre en pratique ces conseils pratiques pendant des mois. Commencez par mettre par écrit la manière dont vous comptez appliquer ces plans d'action. De cette façon, vous saurez exactement ce que cela signifie d'agir pour atteindre votre objectif. Lorsque vous les mettez en pratique, vous commencez à réaliser des améliorations considérables de votre confiance en vous, et cela se traduit bientôt par une confiance solide, du bonheur, de la joie et le succès ultime dans la vie.

Chapitre 6
Comment identifier et surmonter les comportements autodestructeurs ?

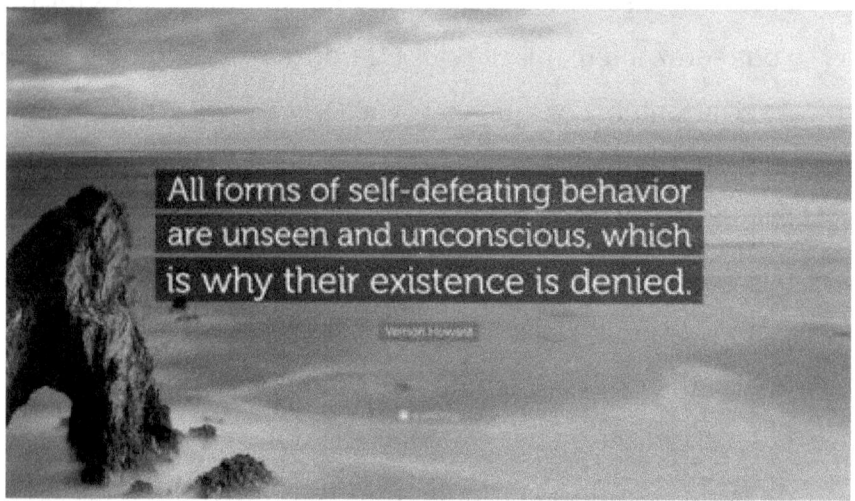

Pensées autodestructrices. Nous ne nous rendons généralement pas compte que nous les avons et pourtant elles sont assez fortes pour dicter nos choix. Elles sont assez fortes pour orienter nos vies dans des directions particulières, des directions qui peuvent ne pas être favorables ou saines, des directions qui peuvent ne pas aboutir à une vie épanouie. Et tout ce que nous voyons est négatif.

Les idées autodestructrices sont automatiques et habituelles, en marge de notre conscience. Ces pensées nous disent que nous ne sommes pas assez bons, dignes ou méritants d'être joyeux, ce qui nous fait perdre notre décision d'avancer vers notre potentiel.

Une alimentation excessive et un comportement désagréable peuvent sérieusement diminuer l'image que vous avez de vous-même. C'est parfois le but recherché. Les traumatismes subis au cours de votre vie peuvent vous donner l'impression que vous ne méritez pas d'être attirant, socialement satisfait ou financièrement stable.

Vous aurez peut-être besoin de l'aide d'un professionnel pour changer totalement d'attitude, mais il y a aussi certaines choses que vous pouvez faire par vous-même. Nous les verrons bientôt.

En attendant, voyons quels sont les traits qui caractérisent une personne qui s'autodétruit.

3 signes d'un comportement autodestructeur

Ce trait défavorable se manifeste généralement au début de l'âge adulte et dans diverses circonstances. Les personnes qui ont ce type de personnalité sont plus enclines à se tenir à l'écart des expériences qui leur procurent du plaisir. Ils n'ont que rarement ou jamais de relations durables ou réussies avec leurs amis, leur famille ou même une personne spéciale.

Il arrive également que l'individu présentant des comportements autodestructeurs s'engage dans des relations dont il souffrira. Si vous souhaitez savoir si vous ou une personne de votre entourage présente ce type de comportement, vous devez identifier 3 des signes les plus courants.

1. Si vous examinez les relations de ceux qui ont ce comportement, un signe certain est qu'ils n'auront jamais de relation durable et fructueuse. Dans la plupart des cas, ils préfèrent choisir des situations indésirables qui ne mèneront qu'à l'échec, à la maltraitance et même à l'insatisfaction. Même s'ils savent qu'il existe d'autres options qui ont des résultats plus favorables, ils choisissent quand même celles qui ne mèneront qu'à la tristesse et à la frustration.

2. Les personnes qui ont ce comportement rejettent toute chance d'être heureuses. Elles ne s'engagent dans aucune activité épanouissante, même si elles ont la possibilité de se socialiser, de rencontrer de nouveaux amis et de s'amuser par la même occasion. Elles ne veulent pas être avec de bonnes personnes. Elles rejettent constamment ceux qui les traitent bien. Lorsqu'il s'agit de choisir un partenaire, elles préfèrent en choisir un qui leur offrira une relation peu satisfaisante.

3. Les personnes qui ont ce type de comportement n'accepteraient jamais l'aide d'autrui. Cependant, elles fournissent aux autres une aide excessive qui n'a pas été sollicitée. De plus, les individus ayant des comportements autodestructeurs sont capables d'aider les autres à atteindre leurs objectifs. Cependant, lorsqu'il s'agit de lui-même, il est incapable d'atteindre ce qu'il désire ou veut.

Ces personnes utilisent ce type de comportement pour affronter leur vie quotidienne. Cela les empêche d'être heureux et de réussir. Comme vous pouvez le constater, ce type d'attitude n'apportera rien de bon à la vie d'une personne. Elle ne fera que devenir un cercle vicieux, à moins que des mesures ne soient prises pour s'en débarrasser.

Ce sont des signes qui indiquent que vous pourriez avoir des PSD. Vous devez également admettre que vous pourriez avoir un problème, car les PSD sont un problème qui s'aggrave progressivement. Afin de briser le cycle de l'escalade, vous devez reconnaître qu'il s'agit d'un problème. C'est plus facile à dire qu'à faire, mais n'oubliez pas que la première étape est toujours l'identification du problème.

C'est le fondement du processus de découverte. Sans savoir quel est le problème, vous ne pouvez pas avancer. Comme pour toute approche scientifique d'un problème, vous devez commencer par définir le problème et procéder à partir de là.

Comprendre l'origine de tout cela

Quelles sont les origines de ce comportement ? Ces comportements ne naissent pas spontanément. Vous devez vous réexaminer et vous examiner attentivement pour être en mesure d'identifier l'origine de ce trait particulier.

Les pensées autodestructrices proviennent souvent de la petite enfance. C'est à ce moment-là que nous créons des évaluations pour assurer notre sécurité et protéger nos proches, ceux-là mêmes dont nous dépendons pour notre subsistance.

Par exemple, si vos parents étaient très contrôlants et faisaient presque toujours les choix à votre place, ils vous ont enlevé la maîtrise de vos décisions, ce qui signifie que vous avez eu le sentiment de ne pas être responsable des conséquences de vos actes. Que se passe-t-il alors ? Vous commencez à blâmer les autres et, ce faisant, vous tombez dans un schéma qui consiste à blâmer ceux qui vous entourent. L'origine en est un problème de relation avec vos parents.

Ce que vous devez faire, c'est repenser à la première fois où vous avez exposé le SDB et vous souvenir des événements que vous avez vécus à ce moment-là. Ces questions peuvent vous aider à creuser davantage :

- Quels types de problèmes avez-vous rencontrés ?
- Quel événement important a déclenché la première fois que vous avez eu des PSD ?
- Qu'est-ce qui t'a vraiment blessé ?
- Quelles ont été vos émotions à ce sujet ?
- Quelle a été votre réaction à cela ?

Ce genre de questions vous aidera à retrouver la mémoire et à vous souvenir de la situation sous-jacente à cette époque. N'oubliez pas de conserver toutes ces informations dans un journal afin de pouvoir vous en souvenir facilement. Vous devez identifier le problème et essayer de vous rappeler quelle était votre situation à cette époque. Cela vous aidera à déterminer et à comprendre si l'une de ces situations a eu un impact sur le trait défavorable que vous avez actuellement. Parfois, les gens se trompent sur l'origine parce qu'ils s'attendent à ce qu'elle provienne d'un incident super traumatique dans leur vie. Cependant, il est tout à fait possible que les origines soient tout à fait banales. Cela signifie que vous devez retracer soigneusement l'histoire de votre comportement autodestructeur. Par exemple, il se peut que la source de votre comportement autodestructeur soit le rejet d'une femme au collège. En effet, tout le monde n'est pas pareil, certaines personnes sont plus sensibles que d'autres et certaines personnes prennent le rejet différemment des autres. Très souvent, la résolution du problème passe par la compréhension des besoins qui sont restés insatisfaits.

9 façons de briser le cycle des comportements autodestructeurs

Le niveau de nos pensées a un impact non seulement sur la façon dont nous agissons et interagissons avec le monde, mais aussi sur la façon dont nous nous voyons et, en fin de compte, sur ce que nous croyons être efficace. C'est pourquoi il est si important de reconnaître et de travailler sur les pensées autodestructrices, c'est-à-dire les valeurs et les idées profondément ancrées qui sont intrinsèquement limitatives. C'est une chose de réaliser que l'on a une pensée qui va à l'encontre de soi-même. La plupart des gens sont suffisamment conscients pour reconnaître quand ils sont dans un schéma de pensée négatif. Mais le plus difficile est de le changer. Voici 9 conseils pour vous aider à démarrer.

1. Sachez ce qui vous déclenche

La première étape consiste à identifier ces pensées. Souvent, les pensées autodestructrices peuvent inclure les mots "toujours" ou "jamais". Par exemple : *"Je ne me remettrai jamais"*, *"Je ne pourrai jamais me concentrer"*, *"Je ne pourrai jamais faire le travail"*, *"Je suis toujours le moins attirant"*, *"Je suis toujours moins bien que les autres"*, etc...

Une autre façon de reconnaître ces pensées est de se demander : "Comment je me sens, émotionnellement et physiquement, lorsque je ressens cette pensée ? Est-ce que cette pensée me donne de l'énergie ou est-ce qu'elle m'en enlève ? " Si vous vous sentez limité, alors l'autocritique est futile plutôt qu'une autoréflexion constructive.

Une fois que vous avez identifié les pensées d'automutilation que vous avez, demandez-vous si vous les vivez. Cela peut vous aider à comprendre quelles situations et quelles personnes les déclenchent.

2. Créez une liste de présélection

Notez vos pensées autodestructrices sur une feuille de papier, cela vous aidera sûrement à déterminer quelle émotion se cache derrière certains de vos comportements nuisibles.

Faites une liste d'au moins dix sentiments. De bons exemples sont les sentiments de rejet, de manipulation, d'embarras et même d'être blessé physiquement ou émotionnellement. Ces sentiments sont bien meilleurs que des sentiments généraux tels que la colère.

3. Écrivez ce que vous pensez

Juste après avoir établi une liste restreinte, vous devez écrire les choses auxquelles vous pensez habituellement chaque fois que de tels sentiments sont déclenchés. Cette fois, vous pouvez être aussi général que possible. Par exemple, si vous vous sentez rejeté, vous pouvez écrire une déclaration générale liée à ce que vous pouvez penser, comme que personne ne se soucie de vous et que vous ne trouverez jamais quelqu'un sur qui vous pouvez compter.

4. Prêtez une attention particulière à vos pensées

Après avoir énuméré toutes les pensées associées à chaque sentiment déclencheur, l'étape suivante consiste à se concentrer sur ces pensées. Essayez de penser à des situations agréables et pensez à ce que vous avez ressenti au cours de cette journée. La situation à laquelle vous allez penser doit être l'opposé direct d'une pensée liée à un sentiment déclencheur. Cela vous aidera à réaliser que si vous êtes de bonne humeur et dans un bon état d'esprit, vous verrez les choses d'une manière différente.

5. Remplacez "je ne peux pas" par "je ne veux pas".

Lorsque vous vous sentez particulièrement gêné, il est facile de commencer à croire que vous ne pouvez pas faire quelque chose, alors qu'en réalité, il est plus vrai que vous ne voulez probablement pas le faire, parce que cela a le potentiel de vous mettre super mal à l'aise. Remplacez les idées "je ne peux pas" par "je ne veux pas". Ne laissez pas votre anxiété éclipser votre propre capacité.

6. Remplacer "Je dois" par "Je peux".

Nous considérons souvent notre vie comme acquise, sans nous souvenir que ce que nous avons aujourd'hui est ce que nous avions imaginé. Un excellent moyen de s'en souvenir est de remplacer l'expression "je dois" par "je peux". Plutôt que : "Je dois terminer ce projet", pensez à : "Je peux terminer ce projet."

7. N'oubliez pas que vous vous mettez en avant.

Personne ne pense à vous avec autant de fréquence, d'attention et de concentration que vous. Personne. Comment pouvons-nous le savoir ? Parce qu'ils sont tous trop occupés à se mettre en avant. Personne ne se concentre sur votre vie comme vous le faites, et personne ne vous juge, ne pinaille ou ne fait de suppositions à votre sujet comme vous le faites sur votre tête.

8. Ne confondez pas honnêteté et vérité.

Vous pouvez ressentir honnêtement quelque chose, mais cela ne signifie pas que c'est la vérité. L'honnêteté, c'est la transparence, c'est exprimer uniquement ce que vous ressentez et percevez. La vérité est différente, elle est objective. Il est essentiel de comprendre la différence.

9. Demander de l'aide

Se débarrasser de ce genre de comportement n'est jamais

facile et ne peut se faire du jour au lendemain. Penser à de bonnes choses lorsque vous vous sentez mal vous aidera. En outre, il est préférable d'avoir une personne de confiance qui peut vous aider à vous débarrasser de ce type de comportement.

Commencez à chercher une personne sûre, bienveillante et qui vous soutient - un ami, un mentor, un professionnel de la santé mentale ou un membre du clergé - pour vous aider à déterminer les croyances erronées que vous apportez sans même vous en rendre compte.

La prochaine fois que vous vous sentirez enlisé dans vos pensées indésirables ou vos comportements autodestructeurs, suivez ces stratégies simples pour sortir de la routine à chaque fois. Et n'oubliez pas : vous n'avez pas besoin d'être vos idées, vos habitudes ou vos attitudes. Vous n'êtes pas votre comportement. Vous avez toujours la capacité de changer votre état d'esprit pour vous sortir des difficultés.

La pleine conscience peut vous fournir les outils dont vous aurez besoin pour reprogrammer votre conditionnement. Cela demande un certain travail, mais les bénéfices sont inestimables.

Enfin, vous pouvez vous engager dans des activités physiques et amusantes. Cela vous aidera à réaliser qu'il y a autre chose dans la vie que d'être seul, triste, frustré et autres sentiments négatifs.

Chapitre 7
Méditation pour renforcer la confiance en soi

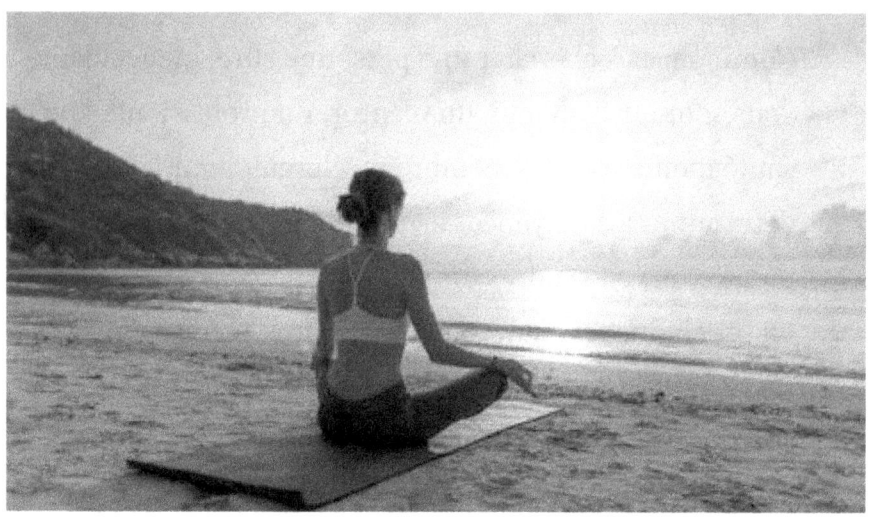

La méditation est un autre outil incroyable pour améliorer votre confiance en vous.

De nombreuses personnes hésitent à donner une chance à la méditation, pensant qu'elle est en quelque sorte mystique ou l'associant uniquement à la religion et à la philosophie orientales. Ce n'est pas du tout ce qu'est la méditation en réalité.

Au contraire, la méditation est simplement l'acte de concentration - le fait de choisir consciemment comment vous voulez diriger votre attention et de décider sur quoi vous vous concentrez.

Nous avons déjà vu comment les ruminations et les inquiétudes peuvent finir par nous rendre anxieux et nuire à notre confiance. La méditation nous donne la possibilité de décider à quoi nous voulons penser - ce qui peut inclure de ne penser à rien du tout. Souvent, la méditation revient simplement à calmer votre esprit et à le vider. Une fois que vous y arrivez, vous pouvez ainsi vous détacher de vos pensées ou les supprimer complètement à tout moment.

La prochaine fois que vous paniquez à l'idée de parler en public, vous pouvez simplement choisir de vous élever au-dessus de cette situation et de laisser aller votre anxiété - ce qui est incroyablement puissant.

La méditation implique également la pratique de la respiration, qui est l'un des moyens les plus efficaces de surmonter le stress. En effet, notre respiration est étroitement liée à notre réaction au stress et à nos systèmes nerveux sympathique et parasympathique. Lorsque nous sommes stressés, nous respirons plus rapidement afin de faire circuler davantage de sang dans nos muscles et notre cerveau. Lorsque nous ralentissons notre respiration, cela a l'effet inverse et nous aide à revenir à un état plus calme, appelé "repos et digestion".

Au fil du temps, les études montrent que la pratique de la méditation peut nous aider à être plus calmes, plus heureux et plus logiques. Nous pouvons nous élever au-dessus des choses qui n'ont pas d'importance et nous concentrer uniquement sur celles qui en ont. En outre, la méditation augmente la prédominance des ondes cérébrales plus lentes et plus calmes. Elle augmente également l'épaisseur du cortex et le nombre de connexions neuronales dans le cerveau. En bref, la méditation est incroyablement bénéfique pour votre cerveau et vos performances.

Ainsi, contrairement aux idées reçues, les bienfaits de la méditation se manifestent plus ou moins immédiatement. Méditer de temps en temps, c'est bien et vous verrez un changement à chaque session que vous ferez. Cependant, une pratique quotidienne régulière de la méditation est la clé pour profiter pleinement des avantages qui augmentent de façon exponentielle.

Comment se lancer dans la méditation

Les quatre techniques de méditation suivantes vous aideront à faire le vide dans votre esprit et à vous concentrer sur la visualisation de la confiance. Elles vous aideront à implanter de nouveaux systèmes de croyance dans votre subconscient et vous aideront à penser et à agir avec confiance.

1. Méditation en pleine conscience

La méditation de pleine conscience est la pratique qui consiste à faire le vide dans son esprit et à se concentrer sur rien d'autre que l'ici et maintenant, sans essayer de changer quoi que ce soit et sans jugement. En vous adonnant à cette pratique tous les jours, vous pourrez contrôler votre stress et votre anxiété.

Plus vous y travaillez, plus votre puissance et votre endurance à la pleine conscience se renforcent. Lorsque vous commencez à pratiquer la méditation de pleine conscience, il est préférable de commencer par des périodes plus courtes et d'augmenter lentement la durée.

Vous devez également pratiquer votre méditation à la même heure chaque jour. Plus vous pratiquerez de façon régulière et constante, meilleurs seront les résultats.

Voici les étapes à suivre pour commencer votre pratique quotidienne de la méditation de pleine conscience.

Étape 1 : Trouvez un endroit confortable pour vous asseoir ou vous allonger. Il est souvent préférable de s'asseoir car vous risquez moins de vous endormir.

Étape 2 : Réglez un minuteur. Lorsque vous débutez votre pratique, il est préférable de maintenir votre session autour de dix minutes. Cependant, vous pouvez certainement augmenter cette durée si vous vous sentez capable de maintenir une session plus longue.

Étape 3 : Commencez à respirer calmement. Prêtez attention à la sensation de votre respiration qui entre par le nez, descend dans vos poumons et ressort par le nez. Faites attention à la façon dont votre ventre ou votre poitrine se soulève et s'abaisse à chaque respiration. Il est essentiel de ne pas modifier votre respiration et de ne pas porter de jugement.

Respirez normalement et concentrez-vous simplement sur votre respiration et votre corps.

Étape 4 : Ensuite, vous voulez faire un scan du corps. Commencez par le sommet de votre tête. Remarquez comment vous vous sentez. Ensuite, descendez vers votre visage. À quoi ressemble l'arrière de vos paupières ? Comment sont vos lèvres, votre nez et votre menton ? Continuez ce processus en descendant le long de votre corps. Soyez attentif à la sensation et à la température. Remarque-s'il y a des tensions dans votre corps, mais n'essayez pas de changer ou de fixer ces sensations. Ce processus vous permet simplement de remarquer les sensations et de passer à autre chose.

Étape 5 : Après avoir effectué le balayage du corps, prêtez attention aux bruits qui vous entourent. Tout d'abord, remarquez les sons de votre corps. Entendez-vous votre respiration ? Concentrez-vous sur ce seul son. Ensuite, concentrez-vous sur les sons présents dans la pièce. Quels sont les bruits présents dans l'espace ? Puis passez aux bruits extérieurs. Quels sont les bruits que vous pouvez entendre ? Enfin, concentrez-vous sur les bruits à l'extérieur de votre espace de vie. Entendez-vous quelque chose ?

Étape 6 : Enfin, prêtez attention à ce que vous ressentez dans l'instant présent. Laissez les pensées qui vous viennent à l'esprit repartir. Ne vous jugez pas si vous avez perdu l'état de pleine conscience et ne jugez pas les pensées qui vous viennent à l'esprit. N'attachez aucune émotion à quoi que ce soit.

Concentrez-vous simplement sur chaque sensation que vous ressentez.

Étape 7 : Si vous trouvez qu'une des techniques fonctionne mieux pour vous, effectuez le reste de votre séance en utilisant cette technique, sinon, contentez-vous d'"être" jusqu'à ce que votre minuteur sonne.

2. Méditation sur la respiration

Cette technique permet à la fois de concentrer et de calmer l'esprit, tout en relaxant physiquement le corps. Comme pour la méditation de pleine conscience, vous pouvez programmer un minuteur afin de vous concentrer exclusivement sur votre respiration sans vous soucier de l'heure.

Chaque fois que vous vous sentez dépassé, cette technique peut être extrêmement bénéfique. Elle est facile à pratiquer car vous pouvez la faire n'importe où.

Pour vous préparer à cette pratique de la méditation, vous pouvez vous allonger ou vous asseoir sur une chaise, les yeux ouverts ou fermés. Pour une relaxation plus profonde, il est recommandé de s'asseoir ou de s'allonger dans un espace calme, les yeux fermés.

Inspirez profondément dans votre estomac, et expirez complètement jusqu'à ce que vous ayez vidé tout l'air de vos poumons, en veillant à ce que chaque respiration soit rythmée et cohérente.

Pendant cette technique, inspirez profondément jusqu'à ce que votre ventre se soulève et expirez complètement lorsque votre ventre s'affaisse et se replie. La durée de chaque respiration n'est pas aussi importante que sa régularité tout au long de la séance.

3. Visualisation

Ce type de pratique de la méditation vous permettra de vous imaginer en train d'agir avec confiance dans toutes les situations. Vous pouvez utiliser la visualisation avant tout événement important qui vous cause de l'anxiété ou l'utiliser quotidiennement pour vous aider à renforcer votre confiance au fil du temps. Suivez les étapes ci-dessous pour commencer à pratiquer la visualisation.

Étape 1 : Commencez votre séance par quelques séries de respirations calmes et contrôlées. Concentrez-vous uniquement sur votre respiration jusqu'à ce que votre corps et votre esprit se détendent.

Étape 2 : Une fois que vous êtes dans un état détendu, dites le mantra suivant : "Je suis confiant" et sentez la confiance envahir tout votre être.

Étape 3 : Dans votre esprit, imaginez une bulle claire et protectrice qui se forme autour de vous. Il s'agit d'un bouclier où rien de négatif ne peut pénétrer. Imaginez que vous êtes en sécurité et que vous rayonnez d'estime de soi dans cette bulle.

Étape 4 : Imaginez votre journée à venir. Imaginez que vous abordez chaque situation avec confiance, protégé par cette bulle d'estime de soi. Vous marchez la tête haute, interagissez avec les autres avec confiance, parlez avec assurance et ne doutez jamais de vous-même.

Étape 5 : En imaginant chaque situation, continuez à vous laisser envahir par la confiance. Vous visualisez que vous savez toujours exactement quoi dire. Les autres vous voient comme une personne qui réussit et qui a confiance en elle. Vous débordez de bonheur, de positivité et d'assurance.

Étape 6 : Continuez ce processus jusqu'à ce que vous ayez passé en revue tous les événements à venir. Terminez la séance de méditation en affirmant : "Je vais vivre cette journée en rayonnant l'estime de soi et en étant en paix avec moi-même dans toutes les situations."

Le secret d'une bonne visualisation est donc de toujours visualiser ce que vous voulez comme si vous l'aviez déjà atteint. Au lieu d'espérer que vous y parviendrez ou d'avoir confiance dans le fait que cela se produira un jour, vivez et ressentez ce que vous voulez comme si cela vous arrivait aujourd'hui. À un certain niveau, vous comprenez qu'il s'agit simplement d'une astuce psychologique, mais le subconscient ne peut pas faire la différence entre ce qui est réel et ce qui est imaginé. Votre subconscient agira en fonction des images que vous créez en vous, qu'elles représentent ou non votre réalité actuelle.

4. Ancrage

L'ancrage est une technique de programmation neurolinguistique qui est utilisée pour induire un état d'esprit ou une émotion. Il s'agit d'un conditionnement qui se forme lorsqu'une personne évoque un sentiment et l'associe à un geste ou à un toucher quelconque.

Pour pratiquer cette technique, vous devez vous mettre dans un état méditatif.

Utilisez la pleine conscience, la respiration ou toute autre combinaison pour commencer. Ensuite, pensez à une émotion que vous voulez conditionner ; il peut s'agir du succès, de la confiance, de la relaxation ou du bonheur. Maintenant, imaginez un moment de votre vie où vous avez ressenti l'émotion souhaitée.

Si vous aspirez à avoir confiance en vous, pensez à un moment de votre vie où vous avez eu confiance en vous. Peut-être était-ce lorsque vous avez obtenu la meilleure note dans une classe ou lorsque l'équipe de football de votre lycée a remporté le championnat d'État.

Imaginez ce moment dans votre esprit et ressentez les émotions comme si elles étaient en train de se produire. Tout en ressentant l'émotion, maintenez votre index et votre pouce ensemble. Détendez-vous pendant quelques secondes, puis ré imaginez l'expérience avec un état d'esprit plus intense et rapprochez à nouveau votre pouce et votre index.

Répétez ce processus trois à cinq fois. En répétant cet exercice quotidiennement, lorsque vous rapprocherez votre pouce et votre index, vous finirez par ressentir la même émotion, quelles que soient les circonstances.

Vous pouvez utiliser cette technique pour reconditionner votre pensée. Par exemple, si vous ancrez un sentiment de confiance, chaque fois que vous ressentez un sentiment d'accablement ou de doute, vous pouvez utiliser cet ancrage pour stimuler un état positif et confiant.

L'ancrage peut également être utilisé avec d'autres techniques de visualisation. Par exemple, une fois que vous avez fixé votre ancre, vous pouvez visualiser que vous êtes confiant dans vos activités actuelles ou futures.

Engagez l'ancre en plaçant simplement votre index et votre pouce ensemble et ressentez la réponse émotionnelle de la confiance, rendant votre visualisation plus réelle.

Chapitre 8
Comment utiliser efficacement les affirmations pour une confiance solide

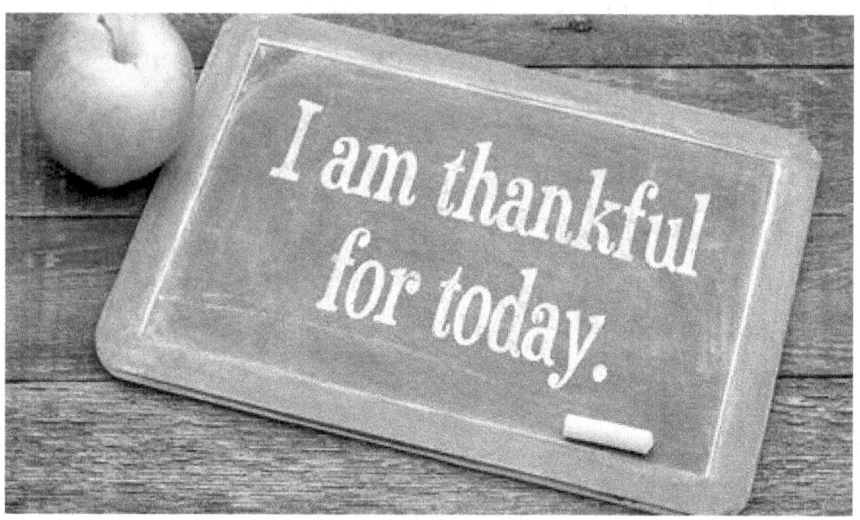

Les affirmations sont des déclarations de soi & mieux présentées au subconscient. Ces images fraîches sont considérées comme "crédibles" par le subconscient et sont placées dans la zone du subconscient qui a le pouvoir d'améliorer la capacité à faire remonter des souvenirs puissants particuliers avec moins de travail.

Grâce à cette imagerie spéciale, une personne peut développer les outils intérieurs nécessaires à un état d'esprit correct pour gagner en confiance, en laissant les souvenirs et les images être transportés ici et maintenant où ils sont utilisés pour améliorer l'état d'esprit qui est crucial pour une confiance concrète.

Les affirmations peuvent vous aider à modifier des comportements négatifs ou à adopter un état d'esprit correct, et elles peuvent également contribuer à réparer les dommages causés par les scripts négatifs, ces choses que nous nous répétons sans cesse et qui renforcent la perception négative que nous avons de nous-mêmes et nuisent à notre réussite. Maintenant que vous comprenez l'importance des affirmations, voyons comment les utiliser pour obtenir le meilleur résultat avec le moindre effort.

Comment utiliser les affirmations

Un moyen efficace de se lancer dans l'utilisation d'affirmations pour une confiance concrète est de les écrire sur une fiche et de les lire tout au long de la journée. Plus vous les pratiquez, plus les nouvelles croyances s'ancreront profondément. Les meilleurs moments pour revoir vos affirmations sont le matin, pendant la journée et avant de vous coucher.

Mais voyons plus en détail comment maximiser leur efficacité en appliquant ces conseils pratiques :

- Utilisez des affirmations pendant la méditation. Après vous être détendu dans un état d'esprit profond, calme et méditatif, imaginez que vous êtes déjà devenu confiant et que vous savez comment gérer n'importe quelle situation. Imaginez-vous dans le cadre ou l'environnement physique que vous souhaitez, la maison que vous appréciez et trouvez réconfortante, attirant des tas de gens dans votre vie et recevant une appréciation et une récompense financière appropriée pour vos efforts. Ajoutez tous les autres détails qui sont essentiels pour vous, comme la promotion que vous souhaitez, les personnes que vous voulez rencontrer tous les mois, etc. Essayez de ressentir en vous que cela est possible ; vivez-le comme si cela se produisait déjà. En bref, imaginez que c'est exactement comme vous aimeriez que ce soit, comme si c'était déjà le cas !

- Essayez de vous placer devant un miroir et utilisez des affirmations en vous regardant dans les yeux. Si vous le pouvez, répétez-les à voix haute avec passion. Il s'agit d'un moyen puissant de modifier très rapidement vos croyances limitatives.

- Si vous avez du mal à croire qu'une affirmation va se réaliser, ajoutez "Je choisis de" à l'affirmation. "Je choisis d'avoir plus confiance en moi", par exemple, ou "Je choisis d'obtenir une promotion".

- Faites un enregistrement avec votre propre voix et écoutez-le pendant que vous vous endormez. Certaines personnes ne jurent que par cette technique.

- Associez des émotions positives à vos affirmations. Pensez à ce que vous ressentirez lorsque vous atteindrez votre objectif ou au plaisir que vous éprouverez à savoir que vous avez réussi à devenir plus confiant. L'émotion est un carburant qui rend les affirmations plus puissantes.

- Si vous ne voulez pas que les gens soient au courant de vos affirmations de confiance, placez simplement vos rappels dans des endroits discrets. N'oubliez pas, cependant, qu'il est essentiel que vous les voyiez fréquemment, sinon ils ne vous seront d'aucune utilité.

- Si vous vous surprenez à répéter les mots de vos affirmations au lieu de vous concentrer sur leur sens, changez d'affirmation. Vous pouvez continuer à affirmer les mêmes objectifs ou caractéristiques, naturellement, mais reformuler vos affirmations peut régénérer leur efficacité.

Eh bien, maintenant que vous connaissez les meilleures façons et les meilleurs moments pour utiliser les affirmations, l'étape suivante sera de créer vos propres affirmations. Voici comment faire.

Créez vos propres affirmations

- Considérez vos attributs positifs. Faites le point sur vous-même en dressant une liste de vos meilleures qualités, capacités ou propriétés supplémentaires. Êtes-vous doué pour rencontrer de nouvelles personnes ? Notez-le. Vous êtes un bon orateur ? Mentionnez-le. Notez chaque qualité dans une courte phrase, en commençant par "je" et en utilisant le présent : "Je suis doué pour rencontrer de nouvelles personnes", par exemple, ou "Je suis un bon orateur". Ces déclarations sont des affirmations de qui vous êtes. Nous tournons rarement autour des choses que nous aimons sincèrement chez nous, choisissant plutôt de nous attarder sur les choses que nous n'aimons pas. Une liste vous aidera à briser ce cycle, et l'utilisation de ces affirmations pour vous aider à apprécier qui vous êtes vous donnera la confiance dont vous avez besoin pour accepter vos affirmations.

- Réfléchissez aux scripts négatifs que vous aimeriez neutraliser ou aux objectifs de confiance positive que vous aimeriez atteindre. Les affirmations peuvent être très utiles pour contrecarrer les perceptions négatives que vous avez acquises sur vos capacités à avoir confiance en vous ou à réussir dans une nouvelle entreprise. Les affirmations peuvent également vous aider à atteindre des objectifs spécifiques, comme rencontrer de nouvelles personnes ou réussir votre entreprise. Dressez une liste de vos objectifs ou des perceptions négatives de vous-même que vous aimeriez modifier.

- Classez par ordre de priorité votre liste de sujets à travailler. Vous constaterez peut-être que vous avez beaucoup d'objectifs ou que vous avez besoin de nombreuses affirmations différentes. Il est cependant préférable de ne s'intéresser qu'à quelques affirmations à la fois. Choisissez donc celles qui sont les plus cruciales ou les plus urgentes et travaillez-les en priorité. Lorsque vous constatez une amélioration dans ces domaines ou que vous atteignez ces objectifs, vous pouvez formuler de nouvelles affirmations pour les autres points de votre liste.

- Utilisez les affirmations positives seules comme contre-scripts, ou ajoutez d'autres affirmations pour modeler votre comportement avec et à propos de votre confiance à l'avenir. Les affirmations que vous utiliserez pour modeler les changements futurs doivent suivre la même forme. Elles doivent commencer par "je" et être brèves, claires et positives. Il existe deux types d'affirmations orientées vers l'avenir que vous pouvez utiliser pour atteindre vos objectifs.

    o Déclarations "Je peux" : rédigez une déclaration affirmant le fait que vous pouvez atteindre votre ou vos objectifs. Par exemple, si vous souhaitez sortir avec une nouvelle personne, une déclaration du type "Je peux sortir avec une nouvelle personne" est un bon début. Plusieurs

experts vous recommandent d'éviter toute forme de connotation négative.
    - Déclarations "Je vais" : rédigez une déclaration affirmant qu'aujourd'hui vous allez réellement utiliser votre capacité à atteindre votre objectif. Ainsi, en suivant l'exemple ci-dessus, vous pouvez dire : " Je sortirai avec une nouvelle personne ". Là encore, l'affirmation doit utiliser un langage positif et exprimer clairement ce que vous ferez aujourd'hui pour atteindre votre objectif à long terme, à savoir être plus confiant.
- Faites correspondre quelques-unes de vos caractéristiques positives avec vos objectifs. Lesquels de ces caractères positifs vous aideront à atteindre les objectifs que vous avez fixés ? Si vous cherchez des moyens de parler à de nouvelles personnes, par exemple, vous aurez peut-être besoin de bravoure ou de courage. Choisissez des affirmations qui soutiennent ce dont vous aurez besoin.
- Faites en sorte que vos répétitions soient visibles pour que vous puissiez les utiliser. La répétition est la clé de l'efficacité des affirmations. Vous voulez considérer vos affirmations plusieurs fois par jour, quotidiennement.

- Continuez à utiliser vos affirmations. Plus vous affirmez quelque chose, plus votre esprit l'acceptera avec fermeté. Si vous essayez d'atteindre un objectif à court terme, utilisez vos affirmations jusqu'à ce que vous l'ayez atteint. Si vous voulez simplement utiliser les affirmations comme contre-scripteur, pratiquez chacune d'elles aussi longtemps que vous le souhaitez.

Exemples d'affirmations

Pour vous faciliter la tâche, voici une liste d'exemples d'affirmations positives qui fonctionnent et que vous pouvez utiliser pour commencer :

1. *Je crois en mes capacités et en mes compétences ;*
2. *Mes erreurs sont considérées comme des opportunités de croissance et d'apprentissage ;*
3. *Je suis constamment en quête de croissance pour m'améliorer ;*
4. *J'ai le pouvoir sur mes émotions, elles ne me contrôlent pas ;*
5. *Je suis un leader sans peur ;*
6. *J'attire les relations amoureuses parce que je suis moi-même et que les gens aiment cela chez moi.*
7. *Je suis une centrale de productivité*
8. *Je crois en moi si profondément*
9. *Je réalise tout ce qui correspond à mon âme.*
10. *Je combats les pensées négatives par des pensées valorisantes*
11. *La confiance en soi est naturelle pour moi*

12. J'apprends et je grandis chaque jour
13. J'ai le pouvoir de me changer moi-même
14. Je crois fermement en moi-même et en ma capacité à réussir.
15. Mon esprit est grand ouvert à toutes les possibilités qui m'entourent.
16. Je fais face à mes peurs, ce qui me permet de devenir plus puissant et de créer encore plus de confiance en moi ;
17. Mon pouvoir est illimité ;
18. J'accepte que je ne puisse pas changer le passé. Je me concentre sur mon avenir et j'avance dans ma vie. Mon passé ne définit pas qui je suis aujourd'hui.
19. Je fais confiance à ma propre sagesse et à mon intuition. Je suis la seule personne à savoir ce qui est le mieux pour moi.
20. Ma voix compte et j'ai confiance en moi pour m'exprimer quand je le veux. Les gens m'écoutent parce que mes paroles ont de la valeur.

Chacune de ces affirmations vous aidera à retrouver votre confiance en vous dans n'importe quelle situation ou dans n'importe quel domaine.

Croire en soi est un voyage quotidien. Et dans ce chemin, les mots isolés, ainsi que les phrases, ont leur importance à ne pas sous-estimer.

Chapitre 9
Comment fixer et atteindre tous vos objectifs

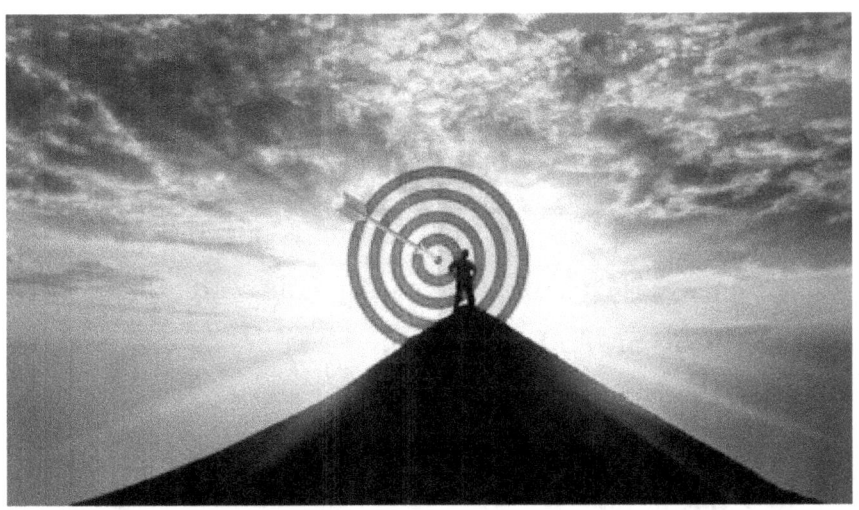

Personne ne naît en sachant exactement comment fixer des objectifs ou comment réaliser ce qu'il désire dans la vie. Comme pour d'autres choses, la fixation d'objectifs est un art qui doit être appris et perfectionné.

Atteindre des objectifs est un élément crucial du renforcement de la confiance en soi : cela contribue à façonner et à actualiser la manière dont vous vous définissez, tout en vous aidant à renforcer votre sentiment d'accomplissement.

En outre, la définition de vos objectifs vous donnera une vision à long terme et une motivation à court terme.

Plus précisément, la fixation d'objectifs est une méthode très importante pour :

- Décider de ce que vous voulez réaliser dans votre vie.
- Séparer ce qui est important de ce qui n'est pas pertinent
- Se motiver.
- Renforcer votre confiance en vous, sur la base de la réalisation réussie d'objectifs.

Une façon utile de rendre les objectifs plus puissants et d'améliorer la productivité personnelle est d'utiliser la **méthode SMAPL**.

SMART signifie :

S - Spécifique

M - Mesurable

A - Atteignable

P - Pertinent

L - Limité dans le temps (ou traçable).

La méthode S.M.A.P.L. a été développée par Peter Drucker en 1954. Il s'agit d'un système d'identification, de définition et de poursuite d'objectifs spécifiques et quantifiables.

Voyons comment cela fonctionne et nous analysons chaque point en détail.

Comment utiliser l'approche SMAPL pour atteindre des objectifs

1. Spécifique

Votre objectif doit être clair et précis, sinon vous ne serez pas en mesure de concentrer vos efforts ou de vous sentir vraiment motivé pour l'atteindre. Lorsque vous rédigez votre objectif, essayez de répondre aux questions suivantes :

- Qu'est-ce que je veux accomplir ?
- Pourquoi cet objectif est-il important ?
- Qui est concerné ?
- Où est-il situé ?
- Quelles ressources ou limites sont concernées ?

Plus vous serez précis dans la description de ce que vous voulez atteindre, plus vous aurez de chances de l'atteindre.

2. Mesurable

Il est important d'avoir des objectifs mesurables afin de pouvoir suivre vos progrès et rester motivé. L'évaluation des progrès vous aide à rester concentré, à respecter vos échéances et à ressentir l'excitation de vous rapprocher de votre objectif. Un objectif mesurable doit répondre à des questions telles que :

- Combien ?
- Combien ?
- Comment saurai-je que c'est fait ?

3. Réalisable

Pour réussir, votre objectif doit également être réaliste et réalisable. En d'autres termes, il doit mettre vos capacités à l'épreuve tout en restant possible. Lorsque vous vous fixez un objectif réalisable, vous pouvez être en mesure d'identifier des opportunités ou des ressources précédemment négligées qui peuvent vous rapprocher de votre objectif.

Un objectif réalisable répondra généralement à des questions telles que :

- Comment puis-je atteindre cet objectif ?
- Dans quelle mesure l'objectif est-il réaliste, compte tenu d'autres contraintes, telles que des facteurs financiers ?

Cela ne signifie pas que vous devez choisir des objectifs trop petits, faciles à atteindre ou insignifiants : la meilleure solution se situe au milieu.

Vous devez vous fixer des objectifs suffisamment grands pour vous enthousiasmer et vous motiver à vous améliorer, mais suffisamment petits pour être possibles et réalisables.

4. Pertinent

Cette étape consiste à s'assurer que votre objectif est important pour vous et qu'il s'aligne également sur d'autres objectifs pertinents. Nous avons tous besoin de soutien et d'aide pour atteindre nos objectifs, mais il est important d'en garder le contrôle. Veillez donc à ce que vos plans fassent avancer tout le monde, mais que vous restiez responsable de la réalisation de votre propre objectif.

Un objectif pertinent peut répondre "oui" à ces questions :

- Cela vous semble-t-il utile ?
- Est-ce le bon moment ?
- Cela correspond-il à nos autres efforts/besoins ?

- Suis-je la bonne personne pour atteindre cet objectif ?
- Est-il applicable dans l'environnement socio-économique actuel ?

5. Limité dans le temps

Chaque objectif doit être assorti d'une date cible afin que vous puissiez vous concentrer sur une échéance et travailler à sa réalisation. Cette partie des critères des objectifs SMART permet d'éviter que les tâches quotidiennes ne prennent le pas sur vos objectifs à long terme.

Un objectif limité dans le temps répondra généralement à ces questions :

- Quand ?
- Que puis-je faire dans six mois ?
- Que puis-je faire dans six semaines ?
- Que puis-je faire aujourd'hui ?

En cours de route, il y aura des obstacles à surmonter et des événements imprévus qui pourraient vous faire perdre du temps. Gardez cela à l'esprit lorsque vous associez un rendez-vous à un objectif.

Enfin, n'oubliez pas le plus important : célébrez lorsque vous avez atteint un objectif dans le délai que vous avez fixé.

Exemples de cibles intelligentes

Maintenant que vous savez ce qu'est un objectif intelligent, nous allons voir ensemble quelques exemples de planification réussie utilisant des objectifs SMART.

OBJECTIFS NON INTELLIGENTS	OBJECTIFS SMART
Être en bonne forme physique	*Perdez 10 kg d'ici le 1er juillet*
Avoir une augmentation de salaire	*Avoir une augmentation de 200 euros au 1er octobre*
Bien apprendre l'anglais	*Réussir l'examen du TOEFL le 16 septembre*
Devenir écrivain	*Publier un livre avant la fin de l'année*

Comme vous pouvez le constater, les objectifs de gauche sont très vagues, génériques, sans échéance et absolument pas mesurables. Les objectifs de droite, au contraire, sont beaucoup plus précis, motivants et réalisables. En bref... ils vous poussent à l'action ! Et c'est précisément la fonction principale d'un objectif.

Autres conseils de base

En plus de l'approche SMAPL, si vous voulez atteindre vos objectifs, vous devrez également suivre ces 3 suggestions importantes :

1. les écrire

Le fait d'écrire vos objectifs vous permet de réfléchir à chaque petit détail et à la manière dont chaque tâche sera réalisée pour atteindre l'objectif. Cela vous permet également de vous souvenir de vos objectifs, car la recherche a montré une forte corrélation entre l'écriture et la rétention de la mémoire.

2. suivez régulièrement vos objectifs

Il est important que vous suiviez régulièrement vos objectifs sur une base hebdomadaire ou mensuelle. Regardez d'où vous venez et observez les petites victoires dont vous avez eu besoin en cours de route. Ne prenez pas ces petits succès pour acquis et ne les laissez en aucun cas passer inaperçus.

Chaque fois que vous atteindrez l'un de ces objectifs, votre cerveau sera conditionné à se concentrer sur ce qui compte le plus et à réaliser davantage de choses !

3. visualiser

L'autre conseil important est de vous imaginer en train d'atteindre les objectifs. Des études ont démontré que les parties motrices du cerveau sont activées lorsque vous effectuez les tâches physiquement. Une étude portait sur deux groupes, l'un pratiquant le piano physiquement et l'autre jouant du piano mentalement.

Le plus intéressant, c'est que ceux qui s'entraînaient par la visualisation étaient tout aussi efficaces que ceux qui s'entraînaient physiquement. Cela signifie qu'il n'est pas nécessaire de s'entraîner physiquement pour devenir bon dans quelque chose. Cette étude explique le pouvoir de la visualisation et vous devriez vous aussi l'utiliser pour vous améliorer dans n'importe quelle compétence ou atteindre n'importe quel objectif.

Arrêtez de remettre à plus tard vos objectifs

Bien souvent, nous opposons une résistance à l'action et au changement lorsque nous avons le plus besoin de ces deux éléments. Il faut un peu de discipline, mais les avantages d'arrêter de remettre les choses à plus tard sont énormes. Remettre les choses à plus tard les rend plus difficiles et plus effrayantes. Il n'y a rien de pire et de plus éprouvant que la persistance de travaux inachevés. C'est comme un poids supplémentaire sur vos épaules qui ne vous permet pas d'apprécier ce que vous faites. Il ne fait que provoquer du stress.

La plupart du temps, vous vous rendrez compte que les choses que vous avez remises à plus tard peuvent vraiment être accomplies très rapidement, avec l'avantage que vous vous sentirez ensuite beaucoup plus léger et que vous les oublierez. Procrastiner, c'est éviter de faire quelque chose qui devrait être fait. C'est remettre les choses à plus tard en espérant qu'elles s'améliorent sans vraiment agir. Le problème est que la plupart du temps, les choses ne s'améliorent pas d'elles-mêmes ; elles empirent.

Souvent, la raison de la procrastination est la peur. Une autre source est le sentiment d'être dépassé par les événements. Vous procrastinez quand vous...

- ...ne rien faire plutôt que de faire ce que l'on est censé faire.
- ...faire quelque chose de moins important que ce que vous devriez faire.
- ...faire quelque chose de plus important que ce que l'on est censé faire.

La clé pour démarrer est simplement cela. Commencer. Normalement, en commençant, vous créez un élan suffisant pour continuer. Concentrez-vous simplement sur le fait de faire le premier pas. Et puis un autre. Et encore un autre. Ces petits pas donneront des résultats assez rapidement.

La seule différence entre les personnes qui atteignent leurs objectifs et celles qui ne les atteignent pas, entre les personnes qui réussissent et celles qui échouent, c'est une chose : agir. Dans un an, vous serez reconnaissant d'avoir commencé maintenant.

La seule différence entre ce que vous voulez être et ce que vous êtes maintenant est ce que vous faites à partir de maintenant. Vos activités vous y conduiront. Ce ne sera pas facile. Il y aura de la douleur, vous aurez besoin de volonté, de dévouement, de patience et vous devrez prendre des décisions difficiles. Vous devrez peut-être même laisser partir certaines personnes. Bien souvent, il sera beaucoup plus facile d'abandonner.

Vous serez tenté d'abandonner plusieurs fois, mais souvenez-vous d'une chose : lorsque vous aurez atteint votre objectif, cela vaudra tous les sacrifices. "Cela va-t-il la peine d'être bombardé et de perdre le sommeil pour un travail que j'aurais pu accomplir en quelques heures ?" Le meilleur moment pour commencer toute entreprise est toujours MAINTENANT !

En rassemblant toutes ces suggestions, vous serez en mesure de planifier et d'atteindre vos objectifs, ce qui augmentera également votre confiance.

Chapitre 10
Comment faire face à un échec et le surmonter

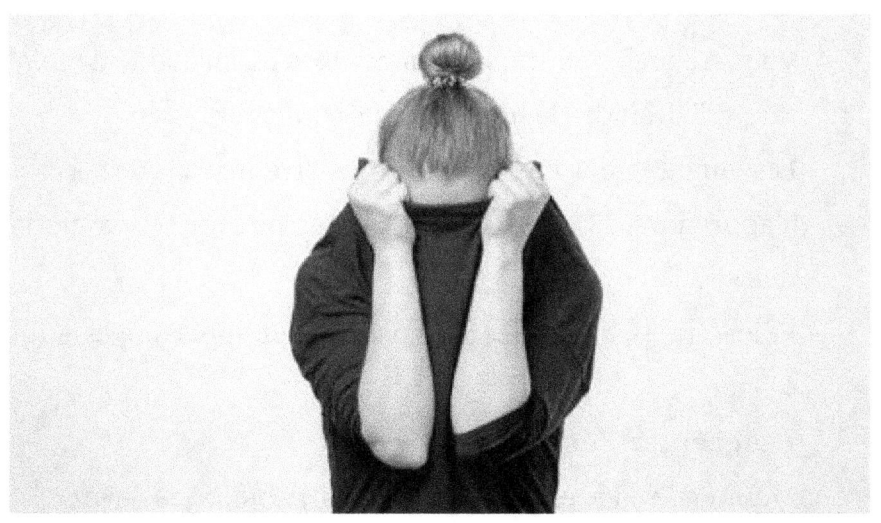

Souvent, les choses ne se passent pas bien. Vous faites une erreur, vous avez un revers ou vous échouez tout simplement. Ce n'est pas drôle. Mais vous ne pouvez pas non plus l'éviter, à moins d'éviter de faire quoi que ce soit. Il est donc nécessaire d'apprendre à gérer ces situations en évitant de se laisser entraîner par la négativité.

"L'important n'est pas de savoir SI vous tombez, ou POURQUOI, mais COMMENT VOUS RÉAGISSEZ aux chutes".

L'échec est une condition essentielle à toute grande réussite. Si vous voulez réussir rapidement, commencez dès maintenant à collectionner les échecs.

Avez-vous déjà regardé un enfant apprendre à marcher ou à faire du vélo ?

Vous trébuchez et tombez un nombre incalculable de fois avant d'atteindre le but que vous convoitez.

Les enfants nous montrent que les erreurs sont des occasions d'apprendre. Et que l'échec est nécessaire si nous voulons réussir.

Voici 9 rappels simples à ne pas oublier après une erreur ou un échec.

1. Accepter l'échec

Même si l'échec est vraiment désagréable, vous devez comprendre que c'est une occasion d'apprendre. Lorsque vous essayez de créer quelque chose, vous devez accepter le fait que les choses ne seront jamais parfaites, et c'est pourquoi les échecs sont inévitables de temps en temps.

À chaque échec, demandez-vous ce que vous pouvez en apprendre et ce que vous ferez différemment la prochaine fois. Cela vous permettra de mettre en œuvre des stratégies appropriées dans votre prochain projet pour éviter que ces situations ne se reproduisent. L'une des plus grandes leçons que vous pouvez apprendre est de savoir échouer avec élégance. Vous pourrez ainsi tirer les leçons nécessaires pour renforcer votre capacité à innover.

2. Il n'y a pas de succès sans échec.

Une personne qui ne fait pas d'erreurs ne pourra atteindre que peu d'objectifs dans sa vie. Ce n'est pas un paradoxe : seuls ceux qui ont le courage de prendre des risques et de faire des erreurs peuvent aller loin. Ceux qui ont peur de faire des erreurs seront prudents et n'échoueront probablement jamais, mais n'iront pas loin.

Il est préférable d'avoir une vie pleine de petits échecs dont on peut tirer des leçons importantes, plutôt qu'une vie pleine de regrets de ne pas avoir essayé.

3. Acceptez vos émotions.

Vous n'êtes pas l'esclave de vos émotions, même si vous en avez parfois l'impression. Vous êtes le seul responsable de vos propres émotions. Ce ne sont pas les autres qui provoquent vos émotions ; c'est votre réaction à ce que les autres font ou disent.

Vos émotions proviennent de vos idées, et vous avez appris à présent que vous pouviez vous entraîner à contrôler vos propres pensées. Une émotion est une puissance en mouvement, une réponse physique à une pensée.

Vous n'avez pas à avoir peur de vos propres émotions. Elles font partie de toi, mais elles ne sont pas toi. Les émotions sont simplement cela, et chaque émotion a sa propre fonction.

Il n'y a rien de terrible à être triste, frustré, en colère ou envieux de temps en temps, mais dès que vous remarquez que ce genre d'émotion s'insinue en vous, analysez d'où elle vient.

Devenez un observateur et voyez où vos émotions vous mènent. Observez-les comme les nuages dans un ciel bleu. Acceptez-les comme vous acceptez les jours de pluie. Lorsque vous regardez par la fenêtre, et qu'il pleut, vous acceptez que la pluie fasse partie du climat météorologique, n'est-ce pas ? Vous savez que cela ne signifie pas qu'il pleuvra tout le temps. Ce n'est pas parce qu'elles apparaissent à un moment donné dans le temps qu'elles seront là pour toujours.

Apprenez à gérer vos émotions, c'est-à-dire à les percevoir, les utiliser, les comprendre et les gérer. Cela se fait de la manière suivante :

1. Percevoir et exprimer des émotions et s'autoriser à les ressentir.
2. Facilitation des sentiments. Demandez-vous comment vous pouvez ressentir une émotion différente.
3. Comprenez que l'émotion monte. Il y a toujours un motif et une croyance inhérente.
4. Modification émotionnelle. Vous comprenez la raison pour laquelle l'émotion a été ressentie.

La gestion de vos émotions présente d'énormes avantages : Vous vous remettez plus vite et mieux des problèmes et des inconvénients. Vous êtes en mesure d'empêcher les angoisses de s'accumuler et de ruiner vos relations. Vous régulez vos impulsions et vos émotions contradictoires. Vous restez équilibré et calme même dans les moments cruciaux.

Ce n'est pas parce qu'aujourd'hui est douloureux que demain ne sera pas formidable. Il faut juste persévérer, ne pas abandonner. Les meilleures choses arrivent généralement quand on s'y attend le moins. Et en attendant, essayez de sourire, cela en vaut la peine.

4. La pensée positive crée des résultats positifs.

Si vous n'aimez pas quelque chose, changez-le. Si vous ne pouvez pas la changer, changez votre façon de penser, regardez la réalité sous un angle différent. Il y a toujours un angle sous lequel les choses semblent plus roses, plus positives. Ne pas pleurer sur soi-même est un choix entièrement entre vos mains.

Winston Churchill a dit : "Le succès consiste à passer d'un échec à un autre sans perdre son enthousiasme." L'esprit doit croire qu'il peut faire quelque chose avant de pouvoir le faire réellement. Les pensées négatives créent des résultats négatifs, c'est vrai, mais le contraire est également vrai : les pensées positives créent des résultats positifs.

5. Le succès est toujours plus proche qu'il n'y paraît.

Faites de vos erreurs et de vos échecs votre motivation, pas votre excuse. Les erreurs vous enseignent des leçons importantes. Chaque fois que vous en commettez une, vous vous rapprochez un peu plus de votre objectif.

La seule erreur qui peut vraiment vous faire du mal est le choix de ne rien faire parce que vous avez trop peur de faire des erreurs. L'échec n'est pas une chute, mais l'excitation qui précède une ascension passionnante.

6. Vous n'êtes pas vos erreurs.

Avec la vie, vous n'avez pas reçu le livret d'instructions. Acceptez le fait que vous ferez des erreurs, comme tout le monde.

Vous n'êtes pas vos erreurs, ne vous identifiez pas à elles : à tout moment, vous avez la possibilité de rejeter vos erreurs derrière vous, de façonner votre réalité et de décider de votre avenir.

Aussi complexe et douloureux qu'ait été le passé, l'avenir est vierge, pur, une fenêtre grande ouverte sur vos réussites : ce que vous en ferez ne dépend que de vous.

7. Les leçons de vie les plus importantes sont apprises dans des moments inattendus.

Nous ne recherchons pas la plupart des grandes leçons que nous apprenons dans la vie. En réalité, nous apprenons les leçons les plus importantes dans les pires moments et à partir des plus grosses erreurs.

Alors oui, c'est vrai, parfois vous aurez tort, mais ce n'est pas grave. Plus vite vous accepterez ce fait, plus vite vous atteindrez vos objectifs.

8. Les erreurs sont rarement aussi graves qu'elles le paraissent.

Les échecs, les erreurs et les revers sont rarement aussi importants qu'ils peuvent le paraître à première vue. Et même lorsqu'ils le sont, ils nous donnent l'occasion de devenir plus forts.

Il ne faut jamais laisser un seul nuage sombre nous faire voir le ciel tout entier couvert. Le soleil brille toujours quelque part dans votre vie. Parfois, il suffit d'oublier ce que l'on ressent, de se rappeler ce que l'on mérite et de continuer à avancer avec le sourire.

9. Vous avez la capacité de créer votre propre bonheur.

Vous pouvez décider de rester ancré dans les erreurs du passé, ou vous pouvez décider de créer votre propre bonheur pour le présent et l'avenir. Un sourire est un choix, pas un miracle. Ne faites pas l'erreur d'attendre que quelqu'un ou quelque chose vienne à vous pour vous rendre heureux.

Vous êtes le premier responsable de votre propre bonheur. La paix intérieure commence lorsque vous choisissez de ne pas laisser les événements et les situations extérieures contrôler vos émotions.

10. La vie continue.

Les erreurs sont douloureuses lorsqu'elles se produisent, mais des années plus tard, cette collection d'erreurs, appelée expérience, sera ce qui vous aura conduit au succès. Tout ce qui va mal est de toute façon de l'expérience. Votre mentalité est au centre de votre réussite. Accueillez toujours avec le sourire les bonnes et mauvaises choses qui vous arrivent au cours de votre vie.

Aimez ce que vous avez et soyez reconnaissant pour ce que vous avez eu. Pardonnez-vous et pardonnez aux autres, mais n'oubliez pas. Apprenez de vos erreurs, mais ne vous apitoyez pas sur vous-même. La vie est faite de changements, les choses vont parfois mal, mais la vie continue. Et vous l'accompagnez d'un sourire.

Chapitre 11

Renforcer votre confiance en société (vaincre l'anxiété sociale et être à l'épreuve des balles)

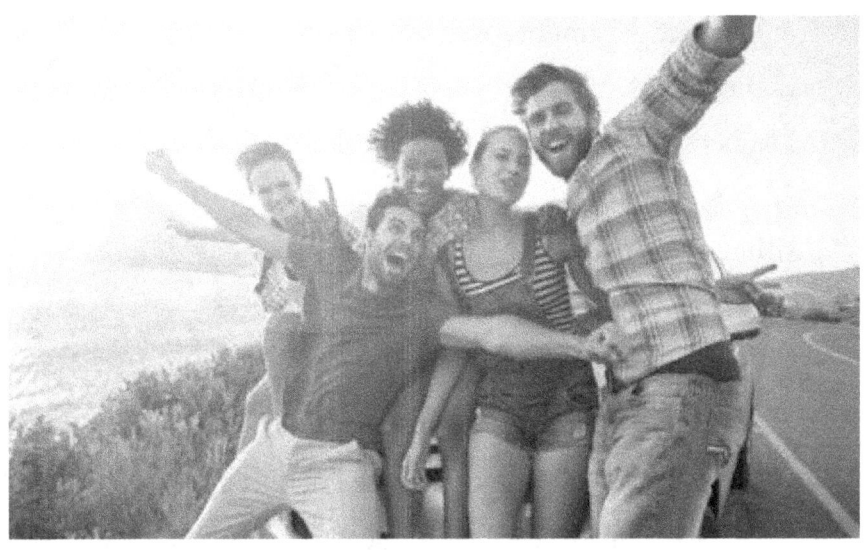

Nous voulons tous que les gens nous aiment, mais pour cela, nous devons améliorer notre confiance en nous.

Savoir comment se faire de nouveaux amis et se sentir en confiance avec des inconnus est très important pour votre estime de soi et votre bien-être émotionnel. Mais il y a beaucoup de choses qui peuvent vous freiner. Et parmi les problèmes les plus courants à cet égard, il y a l'anxiété sociale.

Qu'est-ce que l'anxiété sociale ?

L'anxiété sociale est la peur d'être jugé et évalué négativement par les autres, ce qui entraîne des sentiments d'inadéquation, d'infériorité, de conscience de soi, de gêne, d'humiliation et de dépression.

L'anxiété sociale empêche les individus d'exprimer leurs idées et leur tempérament, pour cette raison, ils sont généralement mal compris.

Les personnes souffrant de troubles de l'anxiété sociale éprouvent une détresse émotionnelle importante dans les situations suivantes :

- Être présenté à d'autres personnes ;
- Être taquiné ou critiqué ;
- Être le centre d'attention ;
- Être observé pendant que l'on fait quelque chose ;
- Rencontrer des personnes importantes ;
- La plupart des rencontres sociales, surtout avec des inconnus ;
- Faire un tour de salle (ou de table) en cercle et devoir dire quelque chose ;
- Les relations interpersonnelles, qu'elles soient amicales ou amoureuses ;

Cette liste n'est certainement pas exhaustive, d'autres sentiments ont également été associés à l'anxiété sociale.

D'où vient l'anxiété sociale ?

Les experts d'aujourd'hui se séparent de certaines des idées des décennies précédentes en croyant que la plupart des cas de troubles d'anxiété sociale ne proviennent pas d'un événement unique aux effets durables, mais qu'au contraire, l'anxiété sociale est le résultat d'un certain nombre de causes probables différentes. Celles-ci peuvent inclure des facteurs environnementaux et génétiques.

Voici quelques-uns des facteurs les plus importants qui conduisent au trouble d'anxiété sociale.

1. Racines génétiques

Il a été démontré que le trouble d'anxiété sociale est héréditaire. Des recherches récentes ont montré qu'il ne s'agit pas seulement d'un comportement appris, mais qu'il a presque certainement aussi des origines génétiques.

2. Amygdale surdéveloppée

L'amygdale est la partie du cerveau responsable de la réaction de peur. Lorsqu'elle est surdéveloppée, elle entraîne une tendance accrue au trouble de l'anxiété sociale.

3. Niveaux de sérotonine déséquilibrés

La sérotonine est une substance chimique clé du cerveau qui régule les états émotionnels. Lorsqu'elle est déséquilibrée, le trouble de l'anxiété sociale peut en être le résultat final. Cela peut être dû à des causes naturelles ou à un déséquilibre dû à l'abus de drogues ou d'alcool.

4. Conflit familial

Des antécédents de conflits familiaux, surtout en bas âge, constituent l'un des facteurs sociaux les plus courants à l'origine du trouble d'anxiété sociale.

5. Intimidation

L'intimidation est l'un des facteurs environnementaux qui a fait l'objet d'une grande attention ces derniers temps, car il est connu pour aggraver l'anxiété sociale des jeunes, avec parfois des résultats très tragiques.

6. Antécédents d'abus sexuel ou de maltraitance extrême

Les abus sexuels et autres mauvais traitements graves conduisent très souvent à l'extrémité la plus grave du trouble d'anxiété sociale. Dans de nombreux cas, ces types d'expériences nécessitent plusieurs niveaux de thérapie pour résoudre non seulement l'anxiété sociale accrue mais aussi les autres effets de ce traumatisme.

Il est parfois difficile d'en déterminer l'origine. Heureusement, les méthodes utilisées pour la soigner se sont révélées efficaces.

Comment vaincre l'anxiété sociale grâce à la restructuration cognitive ?

La restructuration cognitive, en substance, signifie que vous "reprogrammez" la façon dont vous interprétez les événements et la façon dont vous pensez aux événements futurs.

La restructuration cognitive comprend généralement deux composantes principales. Il s'agit de la "remise en question de la pensée" et de la "vérification des hypothèses".

La remise en question des pensées signifie que vous allez examiner les choses que vous visualisez et les choses que vous vous dites et que vous allez ensuite restructurer votre état d'esprit en remettant en question ces croyances - en testant leur validité.

Ainsi, par exemple, vous vous dites peut-être que si vous vous exprimez en public, les gens vont vous ignorer et vous aurez l'air idiot. Mais maintenant, posez-vous la question suivante :

- Ces gens ne sont pas vos amis ?
- Et donc, est-il vraiment probable qu'ils vous ignorent ?
- D'ailleurs, cela aurait-il vraiment de l'importance ?
- S'ils ne sont pas vos amis, allez-vous les revoir un jour ?
- N'est-il pas préférable d'essayer au moins ?

De nos jours, la probabilité d'être ostracisé socialement et de devoir se débrouiller seul dans la nature est très faible. Cela signifie que l'on peut s'exprimer en toute sécurité dans n'importe quel contexte, peu importe qui l'on est !

Et n'oubliez pas que nous avons tendance à exagérer le risque et à minimiser la récompense. Soyez donc honnête avec vous-même et rationnel et vous pourrez normalement réduire la peur et l'anxiété.

Le test d'hypothèse signifie que vous allez littéralement tester la théorie et vous prouver à vous-même qu'il n'y a rien à craindre. Pouvez-vous que vous n'ayez pas à craindre qu'on se moque de vous.

Cela peut donc vouloir dire que vous dites intentionnellement quelque chose de stupide, juste pour voir comment les gens réagissent. Ou encore, vous allez délibérément dire quelque chose en public et vous bégayez. Vous découvrirez que la plupart des gens sont patients et compréhensifs et qu'ils réagiront en attendant simplement que vous ayez terminé. Ils vous applaudiront même chaleureusement.

En bref, la vérification d'hypothèses consiste à affronter ses peurs de front et à constater qu'elles ne sont pas si mauvaises. Et ce qui est encore plus important, c'est qu'en faisant face à vos peurs de manière répétée. En vous plaçant de manière répétée dans des scénarios effrayants, vous pouvez en fait vous désensibiliser à la peur. Si vous continuez à prendre la parole en public, vous finirez par normaliser votre peur et elle ne sera plus un problème.

Vous pouvez le faire de plusieurs façons :

- Engagez la conversation avec des inconnus dans la mesure du possible
- Parlez aux vendeurs - soyez volontairement maladroit ou étrange dans des endroits où vous n'avez pas besoin de revenir !
- Demandez aux gens leurs numéros
- Déposez une plainte si vous n'êtes pas satisfait du service à la clientèle.

- Suivez des cours de comédie de stand-up, de théâtre ou de chant. Tout ce qui vous oblige à vous produire devant des gens.

Faites tout cela, et au fil du temps, vous deviendrez de plus en plus calme. Vous n'aurez plus de réflexe de lutte ou de fuite lorsque vous parlerez ou vous produirez en public et, de ce fait, vous serez beaucoup plus confiant.

Les gens supposeront que cela signifie que vous avez une foi absolue en ce que vous faites, ou que vous êtes secrètement riche ou incroyablement déchiré. Mais en réalité, vous avez juste appris à ne pas vous soucier des petites choses.

Comment créer une bonne première impression

C'est d'autant plus important que ces premières impressions ont une grande signification. La façon dont vous percevez une personne lors de sa première rencontre a un impact énorme sur votre confiance, votre estime et votre importance à ses yeux.

Alors, entraînez-vous à faire une excellente première impression. Cela signifie marcher à grandes enjambées, rayonner dans la pièce et serrer la main fermement et avec détermination. Si vous voulez être sûr de vous et faire la meilleure première impression, il y a peu de choses pires qu'une poignée de main molle et mouillée !

1. Contact visuel

Un autre élément clé pour créer une bonne impression lors d'une première rencontre et transmettre de la confiance est le maintien d'un bon contact visuel. Maintenir un contact visuel suggère que vous vous sentez égal à votre interlocuteur et cela vous donne plus d'intensité, vous fait paraître plus honnête et, en d'autres termes, envoie tous ces bons signaux sociaux que nous voulons envoyer !

Essayez donc de maintenir un bon contact visuel, mais sans être effrayant. Maintenez le regard pendant quelques secondes, puis détournez le regard en gesticulant, puis maintenez à nouveau le regard. Et lorsque vous parlez devant un grand groupe, assurez-vous de regarder autour de vous et n'oubliez pas de maintenir le contact visuel avec chaque personne pendant quelques secondes.

2. Parler plus lentement

L'une des choses qui vous aideront à paraître plus sûr de vous lorsque vous communiquez est de parler plus lentement. Nous avons naturellement tendance à accélérer lorsque nous sommes nerveux, ce qui peut nous amener à trébucher sur nos mots et à sembler moins confiants et moins sûrs de ce que nous disons. Bien sûr, ce n'est pas bon !

En revanche, si vous parlez plus lentement, vous donnez l'impression d'être quelqu'un qui sait de quoi il parle, qui a confiance en lui et qui a réfléchi à ce qu'il dit. Parce que vous vous donnez du temps, vous serez également moins susceptible de bégayer ou de faire des pauses et d'avoir besoin d'utiliser des mots de remplissage.

3. Raconter des histoires

Raconter des histoires donne également de l'assurance. Et cela va de pair avec le fait de parler plus lentement.

L'une des raisons pour lesquelles nous parlons rapidement lorsque nous nous exprimons en public est que nous voulons en finir plus vite. Nous parlons rapidement parce que

- *a)* nous n'aimons pas naturellement parler en public et nous voulons que cela cesse et...
- *b)* nous ne sommes pas sûrs que ce que nous disons est suffisamment convaincant ou intéressant et nous avons peur que les gens cessent de nous écouter si nous ne terminons pas rapidement ce que nous disons !

Mais si vous racontez une histoire, cela suggère que vous êtes plus naturel lorsqu'il s'agit de tenir la cour et de divertir une foule. Cela suggère que vous y prenez plaisir et que vous avez confiance en votre capacité à divertir.

Et cet effet est ressenti encore plus fortement si vous ralentissez. Non seulement dans votre façon de parler, mais aussi dans votre débit. Cela signifie que vous plantez le décor, que vous posez des questions rhétoriques, que vous utilisez la répétition et que vous créez du suspense.

C'est une chose que les personnes les plus charismatiques peuvent réussir à faire et qui a un impact énorme lorsqu'elle est bien faite. Ne vous précipitez pas, profitez du moment, attardez-vous et ayez confiance en votre intérêt !

Personne n'est meilleur que vous !

. ... et vous n'êtes pas non meilleur que les autres. Vous êtes différent. Vous êtes fantastique, mais cela ne signifie pas que vous êtes meilleur que les autres. Cela n'implique pas que les autres ne puissent pas être grands, eux aussi, à leur manière. Votre grandeur n'enlève rien à la grandeur des autres.

Nous avons été élevés dans l'idée que ceux qui ont un nom, une position sociale particulière, ou même plus d'argent sont supérieurs à nous et que nous devons les admirer.

Tout va si vite de nos jours. Les titres et le statut ne signifient plus grand-chose. Par exemple, il y a beaucoup de gens qui ont un titre universitaire ou même un doctorat et qui sont sans emploi ; d'un autre côté, certaines des meilleures entreprises du monde ont été créées par des gens qui n'ont pas terminé l'école ou même le lycée.

D'une part, des individus perdent des positions sociétales tandis que d'autres s'élèvent. Ils sont différents, mais ça ne veut pas dire qu'ils sont meilleurs que vous. Gardez à l'esprit que.

Renouer avec ses amis pour renforcer sa confiance en soi

Vous vous demandez peut-être ce que les amis ont à voir avec la confiance en soi. Chacun d'entre nous a des moments de doute et d'insécurité. Il est très courant de s'inquiéter de son apparence.

Il vous arrive souvent de vous demander si vous avez dit ou fait ce qu'il fallait dans une situation donnée. Parfois, il s'agit de quelque chose d'aussi mineur que d'assortir votre robe à la bonne paire de chaussures, ou votre chemise à la bonne cravate.

Comme toute autre personne, lorsque je ne suis pas sûr de ces choses, je me tourne vers mes amis pour obtenir un deuxième avis. Une chose que vous avez peut-être remarquée, c'est que certaines personnes jouent un rôle très important dans la construction de notre confiance. C'est grâce aux amis que nous pouvons nous débarrasser de ce scepticisme ou de cette incertitude que nous avons à propos de nous-mêmes. C'est grâce à eux que nous pouvons prendre de meilleures décisions dans la vie.

Ce sont là quelques-unes des façons dont le fait de renouer avec des amis contribue à renforcer notre confiance :

Ils encouragent votre réussite

S'il y a quelqu'un que vous appelez lorsque vous avez de bonnes nouvelles à partager, c'est votre ami. Les amis font partie des premiers groupes de personnes vers lesquels nous pouvons nous tourner lorsque nous avons des problèmes, des frustrations ou des revers. La raison principale en est qu'ils sont fiers de ce que nous accomplissons. Ce sont les personnes qui nous encouragent et qui croient en nous que nous pouvons y arriver ! Savoir que quelqu'un vous soutient vous aidera à affronter n'importe quelle situation avec beaucoup de confiance.

Ils modélisent de nouvelles façons d'être

Aucun homme n'est parfait, dit le proverbe. Cependant, les amis ont aussi des forces et des compétences qui les aident à être plus performants dans ce qu'ils font. J'ai un ami qui émeut la foule avec son discours. À un moment donné, je me suis demandé si je pouvais faire de même.
Avec un modèle à admirer, il devient beaucoup plus facile d'avancer vers son objectif. En prenant simplement pour modèle sa façon de faire un discours, je suis finalement devenu meilleur. La même chose s'applique à vous ; avoir un ami nous aide à voir comment nous pouvons utiliser ses forces pour améliorer nos points faibles.

Ils soutiennent nos efforts de croissance

Saviez-vous que, parfois, la seule chose qui se dresse entre vous et votre réussite est votre état d'esprit ? Eh bien, maintenant, vous le savez. La raison pour laquelle vous hésitez à vous lancer dans cette idée d'entreprise est que vos pensées vous disent que vous ne pouvez pas le faire.

Cependant, lorsque vous vous entourez d'amis positifs, ils peuvent voir en vous des forces dont vous ne soupçonniez pas l'existence. Cela vous donnera suffisamment de motivation pour essayer, et vous réaliserez que vous aviez juste besoin d'un petit coup de pouce pour vous élever comme un aigle.

Ils essuient nos larmes

Dans ce voyage qu'on appelle la vie, il y aura toujours des bosses sur la route. Il peut s'agir d'échouer à un examen, de perdre un tournoi, de se faire larguer ou, pire encore, de perdre un être cher. Cependant, lorsque vous avez des amis, vous avez quelqu'un sur qui vous appuyer lorsque vous êtes au plus bas.

Ils seront là pour vous donner un aperçu d'une perspective différente. Ils apporteront beaucoup de soleil dans vos moments les plus sombres.

Ils nous apprennent la valeur du travail d'équipe

La confiance en soi ne consiste pas seulement à travailler seul. Il s'agit de savoir comment parcourir la route seul et quand la parcourir avec une équipe. Parfois, lorsque vous êtes seul, vous pouvez vous sentir timide et peu sûr de vous pour aller dans des endroits, essayer de nouvelles choses ou faire les choses différemment.

Cependant, si vous faites ces choses avec un ami, il y a une soudaine poussée d'énergie, et vous réalisez que vous pouvez devenir créatif. Cela vous permet de vous élever plus haut que vous ne l'aviez rêvé.

En réalité, ce qu'il y a de mieux quand on reprend contact avec ses amis, c'est que les sentiments sont réciproques. Ce sont les personnes qui partagent nos rêves, et nous pouvons faire de même pour elles. Alors, entourez-vous de vrais amis et voyez comment cela influe sur votre attitude et votre confiance pour dépasser vos limites.

Chapitre 12
Stimulez votre confiance en vous grâce à votre langage corporel

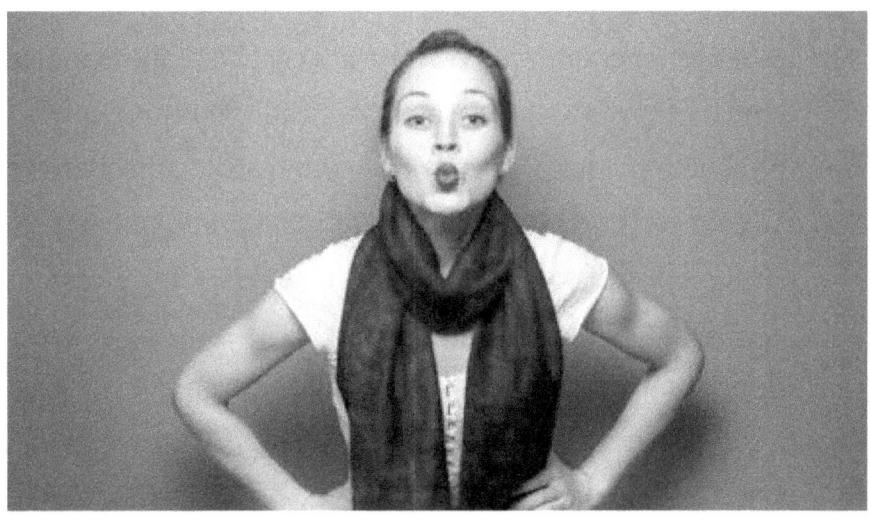

Votre langage corporel est l'un des outils les plus importants pour transmettre ce que vous ressentez. On estime souvent que la communication est à 70 % non verbale, voire plus. En d'autres termes, ce que vous dites avec votre bouche est bien moins important que ce que vous dites avec votre corps. Vous pouvez parler, mais si vous êtes recroquevillé, vous transmettrez un sentiment d'anxiété et de manque de confiance.

La bonne nouvelle, c'est que même si vous ne vous sentez pas sûr de vous, pratiquer un langage corporel confiant peut augmenter votre estime de soi et vous faire sentir mieux dans votre peau.

Votre cerveau et votre langage corporel communiquent entre eux en permanence. Et cette communication est à double sens. D'un côté, votre langage corporel reflète les pensées et les sentiments qui vous traversent l'esprit. Mais en même temps, les pensées et les sentiments que vous avez sont influencés par les messages que votre cerveau reçoit de votre langage corporel. Cela signifie qu'en adoptant un langage corporel positif, vous pouvez réellement devenir un homme plus confiant.

Alors, comment corriger votre langage corporel ?

Pour apprendre à tirer parti de ce phénomène psychologique, consultez les conseils ci-dessous sur la manière de renforcer la confiance en soi grâce au langage corporel.

1. Souriez pour être heureux

Sourire est peut-être la chose la plus confiante que vous puissiez faire. Vous voulez avoir l'air plus sûr de vous lorsque vous marchez ? Alors souriez en marchant ! Vous voulez avoir l'air plus sûr de vous lorsque vous abordez des personnes du sexe opposé dans un bar ? Souriez-leur de l'autre côté de la pièce et vous aurez non seulement l'air sympathique, mais aussi l'air d'être heureux de vous rendre vulnérable, ce qui vous donnera l'air détendu et confiant.

En souriant, nous nous sentons également plus sûrs de nous, grâce à un phénomène psychologique connu sous le nom de "feedback facial". Cela signifie que nous ressentons souvent la même chose que notre apparence. Souriez et vous vous sentez plus heureux. Faites la grimace et vous vous sentez plus en colère. Le sourire, en particulier, libère de la sérotonine qui induit une sensation de bien-être.

Même si le sourire est forcé, ça marche quand même !

2. Posture

La communication du langage corporel que vous avez avec votre cerveau ne se limite pas aux messages envoyés par votre visage. Votre cerveau capte en fait des messages provenant de tout votre corps pour déterminer comment vous devez vous sentir. Ainsi, si vous voulez vous sentir plus positif et confiant, vous devez également envoyer des messages de confiance depuis le reste de votre corps.

Pour envoyer ces messages, assurez-vous de garder la tête haute, les épaules roulées vers le bas et l'arrière, et la colonne vertébrale droite - comme si une corde tirait de la base de votre colonne vertébrale jusqu'au sommet de votre tête. En même temps, laissez vos muscles se détendre et concentrez-vous sur des respirations lentes et profondes dans le ventre. Adopter cette posture tout en respirant profondément et en détendant vos muscles enverra des signaux de confiance à votre cerveau. Vous commencerez ainsi à vous sentir plus détendu et plus sûr de vous.

3. Marcher avec confiance

La communication par le langage corporel dont nous avons parlé est toujours en jeu, même lorsque vous marchez. Notre démarche en dit long sur nous et si nous marchons d'un pas vif, puissant et fier, nous pouvons donner l'impression d'être confiants, grands et responsables avant même de commencer à parler !

À l'inverse, si nous marchons de manière avachie, courbée et traînante, nous aurons l'air timide, réservé et effrayé.

Pour marcher plus grand, l'astuce souvent décrite consiste à imaginer qu'un faisceau de lumière jaillit de votre poitrine. Cela signifie que vous marchez avec le buste légèrement incliné vers le haut et que vous devez sourire et marcher d'un bon pas.

Le problème est de se rappeler de le faire ! La plupart d'entre nous marchent assez régulièrement depuis que nous avons... eh bien un an ! Il est donc difficile d'abandonner ces années d'entraînement invétéré et de commencer à marcher d'une manière totalement différente.

Une façon de contourner ce problème est de chercher des déclencheurs pour vous rappeler. L'un des meilleurs exemples est le passage d'une porte. La prochaine fois que vous franchissez un seuil, servez-vous-en pour vous rappeler cette astuce et recommencez à rayonner.

4. Poses de puissance

De même que le sourire peut modifier vos émotions à l'envers, votre langage corporel influence également vos sentiments. Lorsque nous sommes confiants, nous avons tendance à prendre plus de place. Ce que vous ne réalisez peut-être pas, c'est que lorsque vous prenez plus de place, vous vous sentez plus sûr de vous.

Pourquoi ? Parce qu'il déclenche une poussée de l'hormone testostérone, la testostérone étant la principale hormone masculine et également un neurotransmetteur qui augmente l'agressivité et l'affirmation de soi.

Les psychologues ont ainsi réussi à trouver ce que l'on appelle des positions de pouvoir. Il s'agit de positions que vous pouvez adopter avec votre corps et qui vous donneront instantanément l'impression d'être plus confiant et de dominer le monde.

La plus connue d'entre elles est la position de la victoire. Il suffit de placer les mains au-dessus de la tête en forme de V, comme pour franchir victorieusement la ligne d'arrivée d'une course. Il s'agit en fait d'une position universelle que les gens adoptent dans toutes les cultures - on pense même que les singes utilisent ce signal pour manifester leur victoire et leur succès !

Et apparemment, cela déclenche une augmentation immédiate de la testostérone. La prochaine fois que vous serez sur le point de passer un entretien ou d'avoir un rendez-vous, essayez d'abord d'aller aux toilettes et de pratiquer quelques positions de pouvoir !

5. Ouvrez votre langage corporel

Une autre façon pour le langage corporel d'envoyer des messages de confiance à votre cerveau est de garder votre langage corporel ouvert. Gardez vos bras le long de votre corps et ne les utilisez pas pour vous couvrir (évitez de croiser les bras ou de tenir un verre sur votre poitrine). Croiser les bras est une posture défensive et envoie des signaux à votre cerveau indiquant que vous devez vous protéger. En revanche, garder les bras le long du corps indique à votre cerveau que vous n'avez rien à craindre.

En plus de ne pas croiser les bras, ne croisez pas les jambes lorsque vous êtes debout. Tenez-vous plutôt avec les jambes écartées (de la largeur des hanches à celle des épaules) et maintenez une base forte et solide. N'ayez pas peur de prendre un peu de place et de vous approprier l'espace qui vous entoure. En adoptant ce type de langage corporel, vous communiquez des sentiments de force et de puissance directement à votre cerveau.

Une autre astuce de langage corporel consiste à essayer de s'appuyer sur des objets. Si vous vous appuyez contre un mur, vous communiquez votre sentiment d'appartenance. De même, si vous touchez quelqu'un sur l'épaule, vous transmettez une sorte de sentiment de propriété qui se traduit également par de la confiance.

6. Gesticuler

En parlant des personnes les plus charismatiques, la science a également quelque chose à dire à ce sujet.

Des études ont montré que les personnes considérées comme les plus charismatiques ont également tendance à gesticuler le plus.

La gesticulation, c'est parler avec les mains, c'est être animé et pointer du doigt, faire des gestes et faire les cent pas pendant que vous parlez. Et la raison pour laquelle elle est associée à la confiance et au charisme est qu'elle nous donne l'impression d'être plus engagés dans ce que nous disons. Maintenant, notre langage corporel et nos mots sont en harmonie et notre passion peut, par conséquent, être ressentie dans la pièce. Plus vous faites de gestes en parlant, plus vous semblez être passionné et emphatique à propos de ce que vous dites. Et cela est très engageant et impressionnant - cela fait que tout le monde le perçoit comme plus engageant et intéressant aussi !

Évitez le langage corporel négatif

Votre cerveau ne se contente pas de capter les signaux de communication positifs du langage corporel. Il capte aussi les signaux négatifs. Ainsi, si vous vous complaisez dans un langage corporel négatif et peu sûr de vous, vous communiquez à votre cerveau que vous devriez vous sentir négatif et peu sûr de vous. Des sentiments négatifs surgiront et seront renforcés chaque fois que vous maintenez un langage corporel négatif.

Ne vous contentez donc pas d'adopter le langage corporel confiant et positif mentionné ci-dessus, mais faites en sorte d'éviter le langage corporel opposé. Si vous vous surprenez à froncer les sourcils, à affaisser vos épaules, à traîner les pieds ou à vous faire "petit", prenez-en note et adoptez immédiatement le comportement opposé. Cela vous aidera à susciter des sentiments plus positifs et à sortir progressivement de cet état d'esprit négatif.

Ne bougez pas

La bougeotte est un signe évident de nervosité. Un homme qui ne peut pas rester immobile est un homme inquiet, tendu et certainement pas confiant. Vos mains peuvent être vos pires ennemis - efforcez-vous de les garder immobiles et stables. Vous pouvez certainement parler avec vos mains, mais gardez vos gesticulations calmes et sous contrôle. De même, lorsque vous êtes assis, évitez les vibrations rapides des jambes que font certains hommes (vous ne voulez pas avoir l'air d'un chien qui se fait frotter le ventre).

Lorsque nous sommes nerveux ou stressés, nous nous apaisons tous en adoptant une forme ou une autre de comportement non verbal : Nous nous frottons les mains, nous faisons rebondir nos pieds, nous tapons avec nos doigts sur le bureau, nous jouons avec nos bijoux, nous faisons tourner nos cheveux, nous nous agitons - et lorsque nous faisons l'une de ces choses, nous enlevons immédiatement toute crédibilité à nos déclarations.

Chapitre 13
Comment obtenir un physique qui vous rendra confiant ?

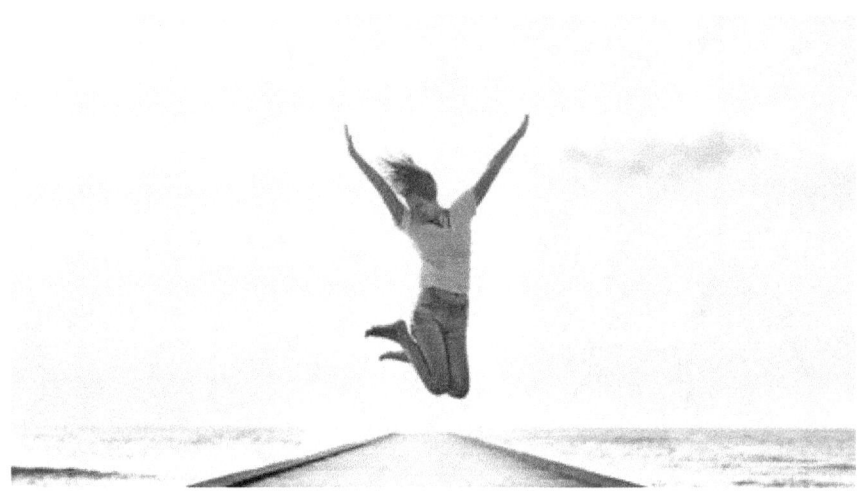

Les meilleurs moyens d'améliorer votre confiance en vous sont ceux dont nous avons déjà parlé. Elles s'attaquent aux causes profondes du manque d'estime de soi et vous aident à vous libérer des réactions de panique et d'anxiété.

Cela signifie s'améliorer, trouver des modèles, se rappeler les interactions positives et les réussites, s'entourer des bonnes personnes, affronter ses peurs et s'entraîner à être social.

Enfin, trouvez votre passion et investissez-vous dans celle-ci, sans vous soucier de ce que pensent les autres.

Mais cela ne veut pas dire qu'il n'y a pas de changements plus petits et plus faciles à faire pour améliorer votre estime de soi. Et parfois, cela signifie se concentrer sur l'aspect extérieur. Il s'agit d'examiner les aspects superficiels de votre personne qui ne vous rendent pas heureux.

Beaucoup d'entre nous ont une mauvaise estime de soi, principalement parce que nous n'aimons pas notre apparence ou parce que nous pensons ne pas être en forme. Si vous êtes en surpoids, excessivement mince ou conventionnellement peu attrayant, il peut être difficile d'ignorer et de se concentrer sur les choses que vous aimez chez vous.

L'essentiel ? Transformer votre physique peut vous donner une grande confiance en vous. En effet, cela aura un impact sur la façon dont les autres personnes réagissent à votre égard, votre système sera rempli d'hormones et de neurotransmetteurs plus positifs qui vous permettront de vous sentir bien dans votre peau et vous pourrez prendre soin de vous physiquement.

Alors comment faire ? Alors, réglons ces deux aspects, d'accord ?

Le meilleur physique

Afin d'obtenir le type de physique qui vous donnera une grande confiance en vous, vous devez vous concentrer sur un physique esthétique. Que vous soyez un homme ou une femme, vous voulez un corps dans lequel vous vous sentez bien et qui se manifeste même à travers les vêtements.

Pour les hommes, cela signifie se concentrer sur le physique du triangle inversé. Cela signifie des épaules larges, de gros bras et une taille étroite. Cela vous donne un air physiquement intimidant et c'est une forme que les femmes sont naturellement enclines à trouver attirante.

Pour les femmes, il s'agit de développer le rapport hanches/taille. Cela suggère un matériel génétique fort. Elles doivent également essayer de développer un physique tonique afin d'être proportionnées tout en étant minces.

Dans les deux cas, la meilleure façon d'y parvenir est de combiner l'entraînement en résistance et l'entraînement cardiovasculaire. Et cela peut même signifier combiner les deux d'une manière connue sous le nom d'entraînement simultané.

Le fait est que vous ne devez pas vous concentrer uniquement sur l'un ou l'autre. Les hommes qui se concentrent uniquement sur les poids et haltères risquent d'avoir l'air fort tout en gardant un bide. Les femmes qui se concentrent uniquement sur l'ÉC découvriront qu'elles ne brûlent pas les graisses aussi rapidement qu'elles le feraient en combinant l'ÉC et les poids. Et en fait, les femmes qui font du squat sont tellement bien proportionnées que c'est devenu un mème !

Le style pour les femmes

Lorsqu'il s'agit de la façon dont vous vous habillez, il y a plusieurs choses à prendre en compte. C'est là tout l'enjeu de la "mode". Vous ne pouvez pas ignorer les règles de la mode, car suivre la mode démontre que vous suivez les normes et les conventions sociales, que vous savez ce qui est à la mode en ce moment et que vous êtes à l'écoute. Être démodé suggère que vous êtes un peu ignorant ou tellement impliqué dans votre propre petit monde que vous n'avez pas remarqué que les fusées sont passées de mode dans les années 70.

Il n'est pas nécessaire d'être esclave de la mode, mais il est vivement conseillé de faire preuve d'une certaine compréhension de ce qui est actuellement en vogue.

Mais en même temps, vous devez aussi avoir votre propre style et être prêt à prendre des risques mesurés de temps en temps. C'est l'interaction entre la mode et le style. Le style est la partie où vous prenez des risques, où vous démontrez votre propre personnalité et où vous êtes suffisamment confiant pour aller à contre-courant. Mais tout cela doit se faire dans le respect des règles de la mode.

Le rôle le plus important de vos vêtements est de vous mettre en valeur. Et cela signifie qu'il faut vendre vos meilleurs traits physiques afin de vous assurer que vous avez l'air d'une bonne prise génétique.

Trouver son propre style est un excellent moyen de se sentir plus confiant dans les vêtements que l'on porte. Inspirez-vous des magazines de mode, des catalogues et de vos amis et associés stylés, mais créez ensuite un look qui vous est propre. Que vous préfériez un look ajusté ou un style hippie bohème, tout ce qui vous permet de vous sentir bien dans votre peau est le bon choix.

Il y a des moments où vous devrez faire fi de ce style personnel et porter des vêtements appropriés pour une certaine occasion. Lorsque vous êtes confronté à un tel événement, ou même si vous devez le faire tous les jours pour votre travail, trouvez un moyen de faire en sorte que la robe requise vous convienne, peut-être en ajoutant votre propre style avec des accessoires subtils. Et si vous n'arrivez pas à vous sentir à l'aise dans un smoking ou dans la robe de demoiselle d'honneur vert citron choisie par votre amie, sachez que tout le monde autour de vous ressent la même chose.

En matière de vêtements, le plus important est de porter des articles qui vous mettent en confiance et d'éviter tout le reste. Si vous avez une chemise qui vous serre le ventre et vous fait sentir incroyablement gros, la réponse évidente est de ne plus porter cette chemise. Trop de gens continueraient à porter cette chemise et sentiraient leur confiance en eux chuter chaque fois qu'ils la mettent. Trouvez des pièces qui correspondent à votre morphologie et à vos meilleurs attributs naturels. Si vous ne savez pas comment faire, demandez à votre ami ou membre de la famille le plus stylé ou trouvez un magasin de vêtements à service complet.

Si vous avez l'impression que votre morphologie vous empêche d'être à votre avantage, vous ne faites peut-être pas les meilleurs choix. N'ayez pas honte de faire vos achats dans le rayon "Femmes", dans la section "Petites" ou dans un magasin "Grandes et Moyennes" si c'est là que vous trouverez les vêtements qui vous vont le mieux. Si vous avez l'habitude d'acheter vos vêtements dans des magasins à prix réduits, investir dans des pièces plus chères mais de haute qualité peut vous permettre d'obtenir un meilleur ajustement grâce à une meilleure confection.

Les vêtements de maintien comme les collants de contrôle peuvent améliorer votre silhouette et la façon dont vous vous sentez.

Les bijoux peuvent contribuer à un look soigné. Choisissez des pièces qui complètent et s'harmonisent avec le style que vous avez choisi. N'oubliez pas d'autres détails lorsque vous choisissez des accessoires. Un chapeau élégant ou une paire de chaussures amusantes peuvent apporter une touche finale.

Les lunettes sont un autre problème lorsqu'il s'agit d'accessoiriser. Certaines personnes détestent l'idée de porter des lunettes parce qu'elles trouvent qu'elles donnent l'impression d'être trop livresques ou qu'elles se sentent vieilles d'avoir besoin de lunettes de lecture. Les lentilles de contact ou la chirurgie oculaire au laser peuvent être une option appropriée si l'idée de porter des lunettes est si détestable et nuisible à la confiance en soi. D'autres personnes profitent de leur besoin de porter des lunettes pour montrer leur sens de la mode. Ils choisissent des montures élégantes ou tendance qui complètent leur visage et améliorent leur confiance dans leur apparence générale.

Il est certain que vous rencontrerez sur votre chemin des personnes qui ne cherchent qu'à vous rabaisser. Ils peuvent se moquer de votre style personnel, de votre manque de vêtements de marque ou de tout autre détail qui leur permettra de se sentir mieux dans leur peau.

Sachez que cela arrivera et préparez-vous à le faire. Que vous souhaitiez préparer des répliques percutantes à l'avance ou simplement vous préparer à l'insulte, le fait d'être préparée empêchera les mots haineux de s'infiltrer et d'affecter la façon dont vous vous sentez dans votre robe. Si vous êtes régulièrement confrontée à ces attaques, il est peut-être temps de trouver un nouveau groupe d'amis, de vous retirer de la situation ou de faire tout ce qui peut vous rendre plus heureuse.

Le dicton "L'habit fait le moine" peut être vrai ou non, mais avec les bons choix, les vêtements peuvent faire ou défaire votre confiance en vous.

Physique

Quant à votre corps, il n'y a vraiment pas de place dans ce livre pour passer en revue tout un programme d'entraînement ! Mais d'abord, reconnaissez l'importance d'investir du temps et des efforts dans votre physique. C'est l'un des signaux sociaux les plus importants que nous émettons et l'un des moyens les plus puissants de nous faire sentir plus sûrs de nous et de réussir.

De plus, le fait d'être physiquement supérieur à votre interlocuteur vous donnera une confiance infinie.

En fin de compte, c'est souvent ce dont il s'agit. Si vous êtes plus puissant que votre interlocuteur, vous serez en mesure de le battre dans une confrontation physique. Ainsi, si elle n'aime pas ce que vous dites et qu'elle vous défie, vous pourrez la remettre à sa place physiquement si vous le devez. Et cela signifie que vous aurez l'avantage dans chaque conversation. Surtout si votre physicalité communique ce fait.

Les choses fondamentales à savoir pour se mettre dans cette forme :

- S'entraîner 3 fois par semaine est généralement suffisant pour améliorer considérablement votre taille et votre force.
- Le cardio-training par résistance est une méthode incroyablement efficace pour la perte de poids et la recomposition du corps. Cela signifie qu'il faut effectuer l'exercice de cardio-training tout en ayant un poids quelconque contre soi.
- Le régime alimentaire est tout aussi important que l'exercice physique. Suivez vos calories et consommez plus que vous ne brûlez pour augmenter votre taille ou moins que vous ne brûlez pour perdre du poids.
- Mangez plus de protéines pour prendre du muscle

- Participer à un cours ou autre peut aider à structurer votre recomposition et rendre l'entraînement plus amusant.
- En particulier, cela signifie quelque chose comme un cours de danse ou d'arts martiaux. Cela a le mérite de vous rendre plus fonctionnel, c'est-à-dire que votre force est utilisable.
- Pour donner de la taille et de la puissance, vous devez mettre l'accent sur les épaules, la poitrine et les bras. Le développé couché incliné est l'un des meilleurs exercices que vous puissiez faire.
- Pour les femmes, le squat ou le balancement des kettlebells est fantastique pour développer les proportions les plus désirables.

Chapitre 14
Connaître sa mission

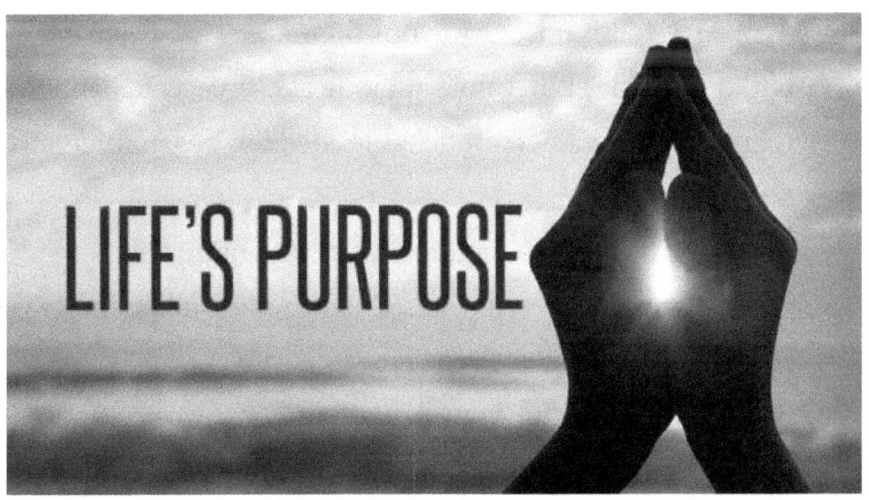

Tous ces conseils vous aideront à renforcer massivement votre confiance. Mais rien n'est aussi puissant que le conseil suivant : sachez quelle est votre mission. Sachez quelle est votre passion.

Ayez quelque chose pour lequel vous vous sentez vraiment excité et pour lequel vous voulez vous lever chaque matin. Notre estime de soi et notre confiance en nous sont liées à notre réussite et à nos compétences dans les domaines qui nous importent. Cela peut signifier que notre estime de soi est liée à la façon dont nous nous sentons performants en société, car c'est ce qui compte pour nous.

Mais imaginez maintenant que vous êtes un nageur professionnel. La natation est votre passion. Ainsi, dans les interactions sociales, vous vous souciez moins de ce que pensent les autres parce que la natation est ce qui compte pour vous et que vous savez que vous êtes bon en natation.

Avoir une telle chose peut vous donner le sentiment d'avoir un but, de réussir et de valoir quelque chose. Et cela peut vous rendre socialement "intouchable" de bien des manières différentes.

Et cela signifie également que vous êtes naturellement plus vous-même et que vous vous éloignez naturellement de ces conventions sociales. Parce que vous suivez votre passion. Faut-il s'étonner que vous n'ayez pas confiance en vous au travail lorsque le travail que vous faites ne vous intéresse pas et que vous n'avez pas l'impression d'être particulièrement doué ? Imaginez que vous suiviez votre cœur et que vous fassiez quelque chose qui vous passionne vraiment : vous seriez tellement plus enthousiaste et confiant dans vos propres capacités !

Charisme

Et devinez quoi ? Être absolument passionné par quelque chose est également connu pour donner du charisme aux gens. Le charisme, c'est ce qui se passe lorsque nous parlons avec quelqu'un qui semble nous envoûter complètement par ce qu'il dit. Nous sommes suspendus à chacun de ses mots parce qu'il est si magnétique et si irrésistible.

Et il s'avère que les personnes les plus charismatiques sont celles qui gesticulent le plus, qui marchent le plus et qui utilisent le plus leur langage corporel.

Et devinez ce qui vous pousse à le faire davantage ? En étant passionné par le sujet que vous abordez. Parce que lorsque quelqu'un parle avec passion et feu, son langage corporel devient naturellement cohérent avec ce qu'il dit. Il devient si enthousiaste et si passionné par son sujet qu'il ne peut s'empêcher de laisser son corps exprimer ce qu'il dit.

Et les gens ne peuvent s'empêcher de regarder parce que c'est si captivant et parce qu'ils peuvent capter cette incroyable conviction.

Être dans le flux

De plus, le fait d'être passionné par quelque chose nous met dans un état appelé "flow". Le flux est en quelque sorte une version plus positive de la réaction de lutte ou de fuite. C'est ce qui se produit lorsque nous sommes tellement concentrés sur ce que nous faisons et que cela nous semble si important, que tout le reste du monde semble presque "tomber".

Le cortex préfrontal s'éteint à nouveau, ce qui fait disparaître cette voix agaçante. En même temps, notre cerveau est rempli de sérotonine et d'anandamida (hormones du bonheur) ainsi que d'hormones de la vigilance comme la dopamine, l'adrénaline, etc.

En bref, vous devenez complètement fixé, non pas parce que vous avez peur pour votre vie, mais parce que vous êtes inspiré. Et c'est le contraire du manque de confiance. Les états de fluidité rendent les conversations plus fluides, ils améliorent nos réactions et ils nous rendent magnétiques. Alors trouvez ce que vous aimez faire, passez plus de temps à le faire et alors vous aurez une mission. Vous aurez un but. Et vous passerez beaucoup de temps à parler d'une manière animée et engageante. La confiance découlera naturellement de cela.

Lorsque vous êtes vraiment passionné par ce que vous faites et que vous avez confiance en vos capacités dans ce domaine, vous n'avez pas besoin d'essayer d'impressionner les gens, de surcompenser, etc. Au lieu de cela, vous pouvez être heureux en sachant que ce qui vous tient vraiment à cœur se passe bien. Que vous avez des raisons d'être confiant.

Vous n'avez plus besoin d'essayer de vous intégrer et il n'y a aucune raison pour que vous ne soyez pas gentil, généreux et partageur avec les personnes que vous rencontrez dans d'autres milieux.

Conclusion

Vous avez maintenant une vue d'ensemble et vous avez, je l'espère, beaucoup appris sur ce qui vous fait vibrer, sur l'origine de vos angoisses et sur la façon dont vous pouvez devenir une version plus confiante, plus sociale et plus heureuse de vous-même.

Bien qu'il soit facile de les lire, si vous n'agissez pas, les informations que vous avez recueillies n'auront aucun sens.

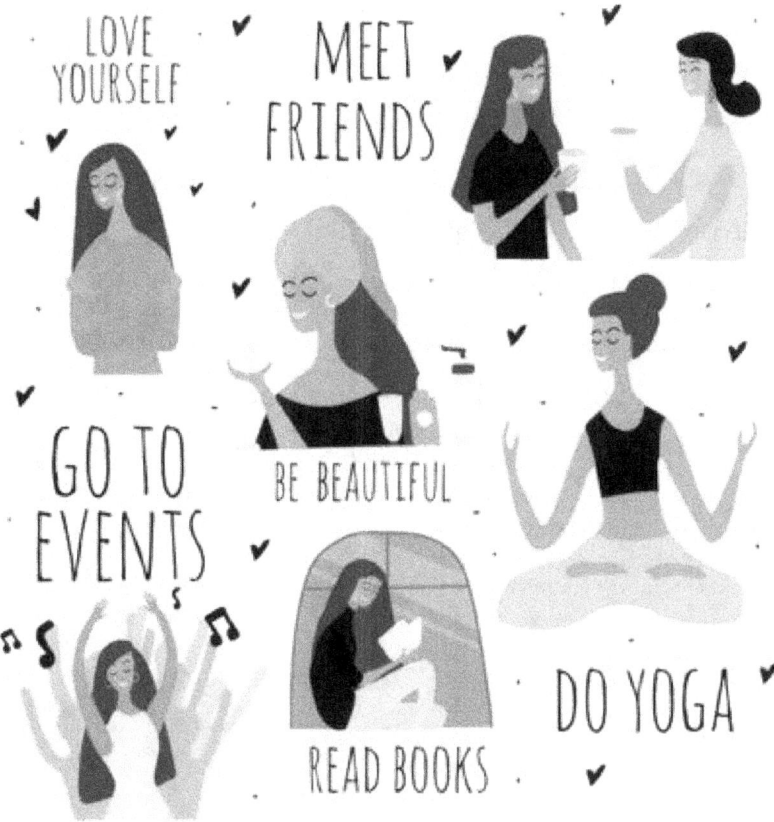

Les efforts que vous ferez pour surmonter vos croyances limitatives et accroître votre confiance en vous vous distingueront de tous ceux qui désirent plus mais n'ont pas encore pris les mesures nécessaires pour avancer.

Bien que vous puissiez être effrayé par cette action, il est important de se rappeler que toute peur que vous éprouvez est dans votre esprit. Vous pouvez la surmonter. Il suffit d'un petit coup de pouce de votre volonté pour faire bouger les choses. Prenez le temps de réfléchir aux techniques simples de mise en confiance que vous pouvez commencer à appliquer dès aujourd'hui. Il est souvent beaucoup plus facile de choisir une technique et de la maîtriser avant de passer à la suivante.

La confiance, ou le manque de confiance dans votre cas, ne se développe pas du jour au lendemain, alors soyez patient avec le processus. Quelle que soit la voie que vous choisissez d'emprunter, vous vous rapprochez de votre objectif ultime, qui est de renforcer votre estime de soi et votre confiance en vous, afin de pouvoir enfin commencer à vivre la vie dont vous avez toujours rêvé.

www.ingramcontent.com/pod-product-compliance
Lightning Source LLC
Chambersburg PA
CBHW070911080526
44589CB00013B/1263